SAMIRA MOUSA

Aktiv leben mit Multipler Sklerose

Selbstbestimmt und glücklich – mit MS

Der Ratgeber zum MS-Blog
chronisch fabelhaft

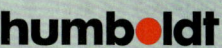

GELEITWORT

Liebe Leserin, lieber Leser,

was ist eigentlich Multiple Sklerose? Es gibt bereits viele wissenschaftliche Veröffentlichungen, die versuchen, auf diese Frage eine Antwort zu geben. Die Forschung läuft weiter auf Hochtouren, schon heute aber können Medikamente bei vielen Patienten einen Teil der Krankheitsschübe verhindern und das Fortschreiten der Erkrankung verlangsamen. Multiple Sklerose ist zwar bis heute nicht heilbar, sehr wohl aber beeinflussbar.

Ärzte, Psychologen, Heilpraktiker oder Physiotherapeuten, die Krankheiten auf unterschiedliche Art begegnen, haben ein gemeinsames Ziel, und das ist die Gesundheit des Patienten. Aus ärztlicher Sicht geht es darum, eine passende Therapie zu finden, mit dem Ziel, dass es den Patienten besser geht. Für eine umfassende Betreuung bleibt im hektischen Klinikalltag aber oft keine Zeit. Hinzu kommt, dass sich in unserem digitalen Zeitalter, in dem alle mit allen verbunden scheinen, chronisch kranke Patienten trotzdem oft allein fühlen – mit ihren Sorgen und ihren Fragen: Was kann ich tun, um meine Behandlung zu unterstützen? An wen wende ich mich, wenn ich traurig und mutlos bin?

Auch Samira Mousa weiß: Die Diagnose für eine chronische Erkrankung zu bekommen, fühlt sich erstmal wie ein kräftiger Tritt in die Magengegend an. In ihrem Blog *chronisch fabelhaft* macht sie deutlich, dass Multiple Sklerose kein Grund ist, sich und seine Träume aufzugeben. In diesem Buch erläutert die Autorin ihren Leserinnen und Lesern, wie es möglich ist, ein aktives und glückliches Leben zu führen, und welche Faktoren dabei eine wichtige Rolle spielen. Die „richtige" Therapie ist nur ein Teil davon. Sich zu informieren und für die eigene Gesundheit zu kämpfen, sich selbst kennenzulernen, eigene Bedürfnisse zu äußern und sich mit Menschen zu umgeben, die einem guttun, sind wichtige Teile für einen gelungenen Umgang mit jeder chronischen Erkrankung.

Professor Dr. med. Michael Sereda
Neurologe
Georg-August-Universität Göttingen (UMG),
Klinik für klinische Neurophysiologie
Max-Planck-Institut für Experimentelle Medizin

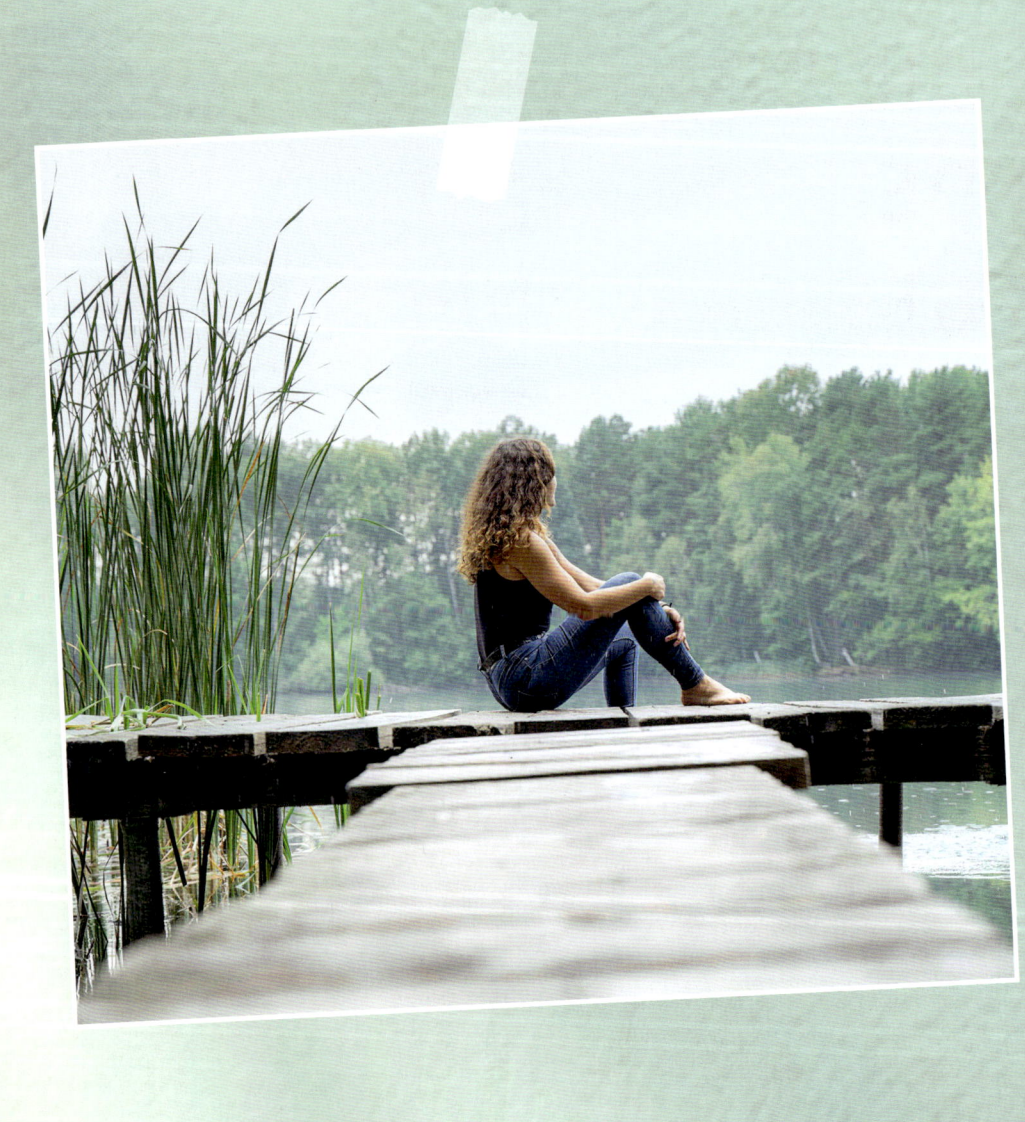

DIE KRANKHEIT MIT DEN TAUSEND GESICHTERN – DIAGNOSE MS

Die Nachricht, dass man Multiple Sklerose hat, schlägt wie eine Bombe ein und ist nicht leicht zu verkraften. Auch für mich war die Diagnose ein Schock. Welche Odyssee der Diagnose meiner MS vorausging und wie es mir in den ersten Wochen damit ging, liest du in diesem Kapitel, das dir außerdem einen Überblick über die verschiedenen Formen der MS und ihre Symptome gibt.

Der Anfang meiner MS-Geschichte

„Frau Mousa, noch können wir dem Kind keinen Namen geben, aber es handelt sich wohl um eine Autoimmunerkrankung. Alles deutet darauf hin, dass Sie Multiple Sklerose haben."

Stille. Wie ein dumpfer Schlag trafen mich die Worte meines Arztes, den ich ursprünglich wegen Schmerzen in den Augen und Kopfschmerzen aufgesucht hatte. Die Gedanken überschlugen sich in meinem Kopf: Eine unheilbare Krankheit? Ich? Kann gar nicht sein! Ich hatte weder eine Ahnung davon, was Multiple Sklerose überhaupt ist, noch wusste ich auch nur im Ansatz, was das für mich bedeuten würde. Man sah mich traurig an, ich sah traurig und verwirrt zurück. MS also, zwei neue Buchstaben, die ab jetzt – so fürchtete ich – mein Leben bestimmen würden.

Seit diesem Tag sind über sechs Jahre vergangen. Diese Buchstaben – und mit ihnen die Krankheit – haben mein Leben zwar nicht bestimmt, aber sehr verändert. Ich möchte dir gleich verraten, dass die meisten Änderungen zum Positiven hin stattgefunden haben und dass meine Geschichte keine Leidensgeschichte ist. Ich werde dir nicht nur erzählen, warum, sondern werde dir auch viele Ideen, Anregungen und Tipps mit auf den Weg geben: auf deinen ganz eigenen, einzigartigen Weg mit deiner ganz eigenen, einzigartigen MS. Multiple Sklerose ist bei keinen zwei Menschen auf diesem Planeten gleich. Man nennt sie deswegen auch „die Krankheit der tausend Gesichter".

Alle Erfahrungen, die ich in Bezug auf meine Symptome und meinen Verlauf gemacht habe, sind einzigartig. Genauso werden deine Symptome, dein Verlauf, dein Umgang damit einzigartig sein. Diese Unberechenbarkeit ist wohl eine der beängstigendsten Eigenschaften der Multiplen Sklerose. Als kämpfe man gegen einen Feind, der ständig die Meinung ändert – so kam es mir zu Anfang vor. Doch ich habe einen Umgang mit dieser Unberechenbarkeit gefunden. Ich möchte mein Leben nicht als tägli-

!

MS also, zwei neue Buchstaben, die ab jetzt – so fürchtete ich – mein Leben bestimmen würden.

chen Kampf gestalten, und es ist wunderbar zu wissen, dass diese Entscheidung allein in meiner Hand liegt. Ich habe gelernt, meine Ängste, meine Hoffnungen und Unsicherheiten gleichermaßen anzunehmen, und bin an ihnen gewachsen.

Zwischen Schock und Hoffnung

Die Diagnose MS trifft einen fast immer unvorbereitet. Meist wird MS im Alter zwischen 20 und 40 diagnostiziert, Frauen sind dabei deutlich häufiger als Männer betroffen. Man steht in diesem Alter meist am Anfang oder schon mitten in der Karriere, man hat Wünsche, Träume, hat so viel vor. Auch bei mir sah es nicht anders aus: Ich war damals 23, meine Abschlussprüfungen zur Veranstaltungskauffrau standen an. Eine Übernahme danach im Betrieb – einem angesehenen Club für elektronische Musik – war bereits bestätigt. Ich hegte Pläne. Ich träumte von mir als Businesslady, als starke Person, als Künstleragentin. Geschäftsreisen, schicke Hotels, teure Nachtclubs – das alles sah ich schon vor meinem inneren Auge. Da wollte ich hin, und ich würde alles dafür tun.

Ich schob zu dieser Zeit teilweise halsbrecherische Nachtschichten, gefolgt von drei oder vier Stunden unruhigem Schlaf, bevor ich wieder im Büro saß. Die Geschäftsreisen, die Hotels, die Nachtclubs flogen an mir vorbei. Ich arbeitete viel, schlief kaum, und tauchten einmal Symptome von Unwohlsein oder Erschöpfung auf, trieb ich sie mir mit einer fast militärischen Strenge aus. Weitermachen. Bloß nicht zum Stillstand kommen. Bloß nicht nachgeben, und schon gar nicht dem immer lauter flehenden Körper. Ich trieb keinen Sport, rauchte, lebte für die Nacht und genoss all dies in vollen Zügen. Nur manchmal wunderte ich mich über hartnäckige Schwindelepisoden, wenn ich besonders viel um die Ohren hatte. Doch die Ärzte beruhigten mich: Ich müsse nur mal etwas entspannen, mich auf eine Wiese legen, in den Himmel gucken. Das machte ich einen oder zwei Tage lang,

> **!**
>
> Ich schob zu dieser Zeit teilweise halsbrecherische Nachtschichten, gefolgt von drei oder vier Stunden unruhigem Schlaf, bevor ich wieder im Büro saß.

als der Schwindel und die Erschöpfung zu stark wurden. Und danach ging es wieder an den Schreibtisch.

Nebenbei paukte ich für die Abschlussprüfungen als Eventmanagerin. Es war in der Berufsschule, wo ich eines Morgens das erste Mal einen starken Schmerz in den Augen spürte. Ich dachte, es läge an meiner Übermüdung, und gab nicht viel drauf. Das würde sich schon einrenken, das tat es ja irgendwie immer. Doch die Tage vergingen, und auch eine Woche später – mittlerweile hatte sich noch ein stechender Kopfschmerz im vorderen Bereich des Schädels dazugesellt – wurde ich meine Schmerzen nicht los. Jede Bewegung des Augapfels schmerzte in etwa so, als stäche man mir mit einer Nadel von hinten in die Augenhöhle. Es durchfuhr meinen Kopf wie Blitze. An diesem Tag, als ich mir doch ein paar Sorgen zu machen begann, fiel mir auch auf, dass ich plötzlich nicht mehr erkennen konnte, was der Lehrer an die Tafel schrieb. Alles schien verschwommen und doppelt. Ängstlich wandte ich mich an eine Kommilitonin, die eine Netzhautablösung vermutete. Ich bekam einen riesigen Schreck, meldete mich krank und ging zur Augenärztin. Die würde das schon richten, dachte ich mir. Ich rief auf der Arbeit an: Ich bin kurz beim Arzt wegen Kopfschmerzen, danach komme ich direkt ins Büro.

Man ließ mich einige Tests durchführen, und die Ärztin schaute beunruhigter drein, als es mir für einfache Kopfschmerzen angebracht schien. „Ich würde Sie gerne weiter zu einem Neurologen schicken", sagte sie, als wir feststellten, dass ich die Farbe Rot auf beiden Augen anders wahrnahm. Auf dem einen Auge war Rot nämlich Orange. Das mutete mich seltsam an, irgendwie fand ich es sogar spannend: Was so etwas wohl auslösen könnte?

Beim Neurologen kam ich sofort dran – die Augenärztin meinte, ich solle sagen, es sei sehr dringend. Und so blickte ich abwechselnd mit dem rechten und dem linken Auge auf ein Schachbrettmuster, das sich bewegte. Ich wurde vom Neurologen untersucht, gepiekst, gekratzt, mit einem Reflexhämmerchen bearbeitet. Alles soweit in Ordnung, aber die Augen … „Frau Mousa, Sie müssen ins Krankenhaus. Die Leitfähigkeit Ihrer Sehnerven ist auf beiden Augen sehr unterschiedlich, Sie haben eine Sehnerventzündung."

Der Sehnerv führt vom Gehirn zur Pupille, durch ihn werden die Bilder, die das Auge sieht, ins Gehirn geleitet. Und dort saß also eine Entzündung. Ich dachte im ersten Moment an eine Art Bindehautentzündung. Dass es sich hierbei um eine Entzündung im Nervensystem handelt oder was das bedeuten kann – das war mir trotz des Namens nicht klar. Ich wollte nur so schnell wie möglich raus, denn ich wollte ja später noch zur Arbeit fahren. „Das sollten Sie absagen", meinte der Neurologe. „Gehen Sie nach Hause, packen Sie ein paar Sachen und dann fahren Sie bitte in die Notaufnahme. Stellen Sie sich auf einen mehrtägigen Krankenhausaufenthalt ein."

Langsam wurde mir bewusst, dass es hier um etwas Ernsteres ging. Ins Krankenhaus? Dann muss es wirklich schlimm sein, dachte ich. Ich fuhr nach Hause, packte, sagte die Arbeit mit den Worten ab, dass ich nicht wüsste, wann ich wiederkommen würde, und fuhr zum Krankenhaus. Auf der Station für Neurologie machte man weitere Tests mit mir – wieder das Schachbrett, aber auch viele andere Untersuchungen fanden statt. Irgendwann teilte man mir ein Bett in einem Vierbettzimmer zu. Alle waren ungefähr drei- bis viermal so alt wie ich, und mir wurde mulmig: Was habe ich hier verloren?

Ich bekam eine intravenöse Kortisonstoßtherapie. In den nächsten Tagen schlossen sich weitere Tests an, eine Nervenwasserentnahme aus der Wirbelsäule, ein MRT, ein CT. Ich wurde durchleuchtet wie ein Gepäckstück am Flughafen. Und dann, nach fünf Tagen, endlich ein paar Infos: Ich habe wohl eine Autoimmunerkrankung, die Multiple Sklerose heißt. Man könne es noch nicht eindeutig sagen, aber es deute alles darauf hin.

> **!**
> Langsam wurde mir bewusst, dass es hier um etwas Ernsteres ging. Ins Krankenhaus? Dann muss es wirklich schlimm sein, dachte ich.

Ich war verständlicherweise äußerst verunsichert. MS, das hatte ich schon mal gehört. Was war das noch mal? Natürlich zückte ich sofort mein Handy und begann zu googeln. Eine Horrormeldung jagte die nächste: MS macht inkontinent. Bei MS wird man zum Pflegefall. MS schickt einen direkt in den Rollstuhl. MS ist schlimm, ist schrecklich, ist das Ende des Lebens so wie du es kennst. Das stand da schwarz auf weiß, und in mir breitete sich eine dumpfe, drückende, lähmende Angst aus. Würde ich nun also von heute auf morgen ein Pflegefall werden? Wegen stechender Kopfschmerzen? Die Szenarien überschlugen sich in meinem Kopf. Mein Freund wird mich waschen müssen, dachte ich. Ich werde Windeln tragen müssen wie die alten Damen, die hier mit mir im Zimmer liegen. Ich werde bettlägerig, ich werde ein Schatten meiner selbst werden.

Mit diesen Ängsten ließ man mich allein. Kein Pflegepersonal, das mich aufgeklärt hätte. Auch die Ärzte taten sich schwer damit, mir mehr zu sagen als: „Unter Umständen kann man mit MS durchaus ein annähernd normales Leben führen." Aha. Ich hatte aber keine Lust, ein unter Umständen annähernd normales Leben zu führen. Ich wollte mein Leben auf der Überholspur führen, reisen, mich selbst finden, Träume wagen.

Ich verstehe bis heute nicht, warum es niemanden in diesem Krankenhaus interessierte, was in einem solchen Moment in einer Person vorgeht. Warum wurde mir nicht zugehört? Warum gab es niemanden, der sich Zeit genommen hätte, sich mit mir hingesetzt und mir erklärt hätte, was diese Krankheit nun ist? Und was sie sein kann, aber auch nicht sein muss? Ich werde nie wissen, warum ich so hängengelassen wurde. Aber in diesem Moment begann meine Reise zu meinen eigenen Antworten, zu Techniken und zu Wissen, das mir dabei geholfen hat, ein glückliches, positives, selbstbestimmtes Leben zu führen. Und zwar immer, jeden Tag. Mit MS. Und mit so viel mehr, nämlich dem, was einen Menschen wirklich ausmacht.

> **!**
>
> Ich wollte mein Leben auf der Überholspur führen, reisen, mich selbst finden, Träume wagen.

Ein Jahr der Angst

Ich wurde bald aus dem Krankenhaus entlassen, ohne gesicherte Diagnose. An diesem Tag begann ein Jahr der Angst, denn man sagte mir: „Wenn es noch einen weiteren Schub gibt, dann gilt die Diagnose als gesichert." Ich erinnerte mich an das, was ich im Internet über Multiple Sklerose gelesen hatte, und begann, wie verrückt nach weiteren Symptomen in meinem Körper zu suchen. Mein Fuß kribbelt! Ein neuer Schub? Ich schmeiße ein Glas Wasser um – habe ich die Kontrolle über meine Hände verloren? Ich stolpere – werde ich ab morgen nicht mehr gehen können? Alles wurde plötzlich potenziell zu einem MS-Symptom. Meine Mutter, mein Bruder und ich lebten in Angst vor dem, was die Krankheit mir antun würde. Ich fiel in ein dunkles Loch, jeden Tag getrieben von der Angst, dass heute mein letzter Tag als die Person sein könnte, die ich kannte: als Samira, die es liebt zu kochen, die gerne flirtet und feiert, die sich schminkt und reist und all das macht, was eine junge Frau eben so macht.

Jeder Morgen begann mit einem gründlichen Scan meines Körpers. Jedes Telefonat mit meiner Mutter begann mit ihrer ängstlichen Frage, ob „etwas Neues" passiert sei. Etwas, das die Diagnose sichern würde. Etwas, das mich für den Rest meines Lebens an diese zwei Buchstaben fesseln würde. Das Jahr der Angst verging, und als meine Sehnerventzündung sich jährte, wurden meine Augen wieder schlechter. Wieder dieses vertraute Ziepen, wieder die verschwommene Sicht. Als hätte mein Körper die Uhr danach gestellt, als hätte er mich absichtlich ein Jahr zappeln lassen. Ich wusste, was das hieß, und ging zum Neurologen, der ebenfalls wusste, was das bedeutete. Wir sahen uns beide traurig an. Jetzt also wirklich: Multiple Sklerose. Mit allem, was dazugehört.

Ich taumelte wie benommen nach Hause. Diesmal bekam ich die Kortisonstoßtherapie ambulant bei meinem Neurologen. Morgens um acht stand ich auf der Matte und wurde für eine

Stunde an den Tropf gehängt. Dann ging es schnurstracks in die Arbeit, an den Schreibtisch, in mein Leben, das vor einem Jahr noch so wild und frei und scheinbar ohne Sorgen gewesen war. Ich versuchte, mir nichts anmerken zu lassen. Versuchte zu lächeln. Um keinen Preis dürfte man herausfinden, was mit mir los war! Eine chronische Krankheit, na sowas – das gehört sich ja nicht. Ich wurde, während mein Körper sich dank des Kortisons wie mit Watte ausgestopft anfühlte, auf Arbeit immer unsicherer: Ist MS ein Kündigungsgrund? Verliere ich jetzt meinen Job? Also: lieber die Zähne zusammenbeißen und immer schön lächeln. Ich vertraute mich keinem meiner Kollegen an. Auch meine Chefs erfuhren nichts von mir. Nur mein Freund, den ich in dem schweren Jahr zuvor kennengelernt hatte, meine Familie und drei, vier enge Freundinnen wussten davon. Ich tat, was ich konnte, um mein „schreckliches Geheimnis" – so empfand ich es damals – zu verbergen.

> **!**
>
> Um keinen Preis dürfte man herausfinden, was mit mir los war.

Nach der Diagnosestellung riet man mir zu einem Medikament: Eine Basistherapie solle so früh wie möglich beginnen, damit sie ihre größtmögliche Wirkung entfalten könne. Ich konnte nun also wählen zwischen Spritzen, Tabletten oder Infusionen. Man drückte mir einen Stapel bunter Broschüren in die Hand, die Medikamentenhersteller in Arztpraxen auslegen. In diesen Heften: lachende junge Frauen, Männer mit Hunden beim Spaziergehen, glücklich strahlende Familien. Mir war weder nach Lachen zumute noch fühlte ich mich auch nur im geringsten Ansatz glücklich ob des Privilegs, nun selbst entscheiden zu müssen, welches Medikament ich nehmen würde. Keines zu nehmen stand nicht zur Debatte, hatte mein Arzt gesagt, also musste eines her. Ich entschied mich, wurde eingestellt, und die Nebenwirkungen hielten sich glücklicherweise in Grenzen.

Ich akzeptiere die Krankheit

Irgendwie war mit der Diagnosestellung und mit dem Beginn meiner MS-Therapie ein wenig Ruhe bei mir eingekehrt. Es mag befremdlich klingen, dass die Diagnose auch eine Art Erlösung für mich war – aber so fühlte es sich an. Endlich konnte ich dem Kind einen Namen geben und hatte Gewissheit. Das war sehr entlastend. Nun würde ich beginnen können, einen – meinen – Umgang mit der Krankheit zu finden. Vorsichtig traute ich mich wieder an erste Reisen heran, zögernd begann ich, meinem Körper wieder einen Hauch mehr zu vertrauen. Mit dem Medikament, so dachte ich, sei ich nun auf der sicheren Seite und könnte eigentlich so weitermachen wie vorher. Und das tat ich mit voller Wucht: Mein Arbeitspensum stieg wieder an, ich ging viel aus, schlug mir die Nächte um die Ohren. Endlich würde ich der MS zeigen, wer am längeren Hebel sitzt! Ich würde meinem Körper ganz gehörig klarmachen, dass er keine Kraft hat, mich zu kontrollieren, und dass ich – wenn schon – dann mit wehenden Fahnen und so leidenschaftlich wie nur möglich zugrunde gehen würde.

Ich rauchte weiterhin, denn das wollte ich mir jetzt nicht auch noch von der Krankheit nehmen lassen. Ich stresste mich, ich sagte unglaublich anstrengende Jobs zu. Nimm das, Körper! Die einzige Veränderung, die ich langsam in Gang setzte, war mehr sportliche Aktivität. Die MS hatte und hat bisher ja nie wirklich meine Beweglichkeit beeinträchtigt, und so gab es keine gute Ausrede, nun nicht doch mal ein wenig aktiv zu werden. Auch litt ich nicht unter Fatigue, der starken Erschöpfung, die manche Menschen mit MS empfinden. Aber im Großen und Ganzen lebte ich weiterhin auf Kollisionskurs mit meinem Körper, immer mit der bohrenden Angst im Nacken, dass ich eines Tages plötzlich doch im Rollstuhl sitzen würde.

Warum die MS mich in dieser Zeit nicht mit einem erneuten Schub in meine Schranken wies? Viel Glück war dabei, denke ich, denn lange wäre es mit diesem Lebensstil wohl nicht gut gegan-

> **!**
>
> Im Großen und Ganzen lebte ich weiterhin auf Kollisionskurs mit meinem Körper, immer mit der bohrenden Angst im Nacken, dass ich eines Tages plötzlich doch im Rollstuhl sitzen würde.

gen. Das erste Mal spürte ich das etwa zwei Jahre, nachdem ich zum ersten Mal eine MS in Aussicht gestellt bekommen hatte. Mittlerweile hatte ich weitere Menschen von meiner MS erzählt, und alle fragten mich, was meine Symptome seien. „Augenschmerzen und Probleme beim Scharfsehen", sagte ich dann. Und je öfter ich diesen Satz wiederholte, desto bewusster wurde mir: Das ist zwar äußerst unangenehm, aber ich kann doch wirklich gut damit leben, oder? Mir fiel wie Schuppen von den Augen, dass das, was die Diagnose psychisch mit mir angestellt hatte, das eigentliche Problem geworden war: die ständige nagende Angst. Die Ungewissheit, wann nun das nächste schlimme Symptom auftreten würde. Und der feste, bittere Glaube daran, dass ich ganz bestimmt wahnsinnig großes Pech und den schwersten MS-Verlauf überhaupt haben würde.

Wie ein Knoten löste sich in meiner Brust langsam auf, was sich in zwei Jahren angestaut hatte. Ich spürte, wie meine Tage wieder heller wurden, wie ich langsam, aber sicher aus dem dunklen Loch hervorkam, in das man mich mit der Diagnose gestoßen hatte. Ich begann, meine sozialen Kontakte wieder mehr zu pflegen, und öffnete mich immer mehr Menschen: Ja, ich habe MS. Und ja, ich kann damit gut leben.

Raus aus dem Netz aus Lügen

Je besser es mir ging, desto weniger nahm ich die MS als Bedrohung wahr. Ich überlegte: Was, wenn ich versuche, einfach die Seiten an der Krankheit irgendwie schätzen zu lernen, die mir guttun? Hatte mein Arzt nicht gesagt, es wäre wichtig, Stress zu vermeiden und sich z. B. wirklich krankschreiben zu lassen, wenn man krank ist? Das war mir davor nie in den Sinn gekommen. Er sagte auch, es sei wichtig, sich Termine so zu legen, dass man nicht von einem zum anderen hetzen müsse. Auch das klang logisch, aber an mir selbst ausprobiert hatte ich diese Tipps noch nie. Selbstfürsorge? Dieses Wort war ein Fremdwort für mich. Ich begann zögerlich, etwas netter zu meinem Nervensystem zu sein. Mich mehr zu trauen. Auch mal Nein zu sagen. Und die Ergebnisse waren verblüffend: Weder wurde ich entlassen noch verlor ich alle meine Freunde noch ging die Welt unter. Die drehte sich gemächlich weiter, während ich die ersten Lichtstrahlen am Ende des dunklen Tunnels sehen konnte. Ist es also doch möglich, mit MS aktiv zu leben? Ja sogar glücklich zu sein, auch wenn man MS hat?

Ich wollte nicht mehr nur Fragen stellen und nach Antworten suchen. Ich wollte Austausch und ich wollte gehört werden. Plötzlich erschien mir das Netz aus Lügen, das ich gesponnen hatte, um nichts von meinem „schrecklichen Geheimnis" zu verraten, wie eine Ganzkörperfessel. Ich musste da raus. Ich wollte etwas bewegen, mir Luft machen. Und vor allem wollte ich eines: Menschen dort abholen, wo ich vor zwei Jahren gestanden hatte: allein, verängstigt, endlos verunsichert. Und mir wurde klar: Ich würde einen Blog über Multiple Sklerose schreiben. Einen ehrlichen Blog. Auf dem Sorgen und Ängste genauso viel Platz bekämen wie wunderbare Erkenntnisse, Träume und Selbstliebe. Ich wollte den Blog schreiben, den ich selbst gebraucht hätte. Einen positiven MS-Blog.

> **!**
> Ich wollte den Blog schreiben, den ich selbst gebraucht hätte. Einen positiven MS-Blog.

Meine Abende sahen nun anders aus: Statt mit Freunden durch die Bars zu ziehen, saß ich mit Laptop und Buch am Schreibtisch, um mir beizubringen, wie man einen Blog aufbaut. Wie man eine Website aufsetzt, Marketing betreibt. Wie einen Leute überhaupt finden, da draußen im großen Meer des WWW. Ich wollte gefunden und gelesen werden, mehr als alles andere. Und so war es mir egal, dass ich neben meiner 40-Stunden-Woche nun auch noch jeden Abend investieren musste, um zu lernen. Ich wusste, wofür ich es tat, und mein Körper sah es mir zum Glück nach.

Auch keimte zur etwa gleichen Zeit eine Idee, die mich schon seit vielen Jahren begleitet hatte: Ich wollte eine Weltreise machen. Einfach losreisen, den Rucksack auf dem Rücken. Sehen, wo das Leben mich hintreibt. Fühlen, sein, lernen, Fehler machen – und daran wachsen. Diesen Wunsch hatte ich immer aufgeschoben: Erst mal das Abi, erst mal die Ausbildung, erst mal die Karriereleiter hochklettern. Ich hatte immer so gelebt, als hätte ich endlos Zeit, als wäre meine Gesundheit garantiert und als käme ich schon noch dazu, all das, was mich so begeisterte, irgendwann zu machen. Doch plötzlich gab es kein „irgendwann mal" mehr. Es war, als hätte die MS mich aufgeweckt. Als hätte sie mir das Hirn entbrezelt und mir gezeigt: Jetzt ist dein Leben. Mach jetzt etwas draus. Du bekommt all die Tage und Jahre, die du mit etwas verbringst, das du nicht liebst, nie mehr zurück. Das Leben ist kurz.

Ich setze alles auf eine Karte

Plötzlich wusste ich, was ich tun würde: Ich würde einen richtig guten MS-Blog schreiben und mit diesem Blog auf Weltreise gehen. Ich würde von überall auf der Welt aus als Texterin arbeiten, würde ab und an mal eine Kooperation mit dem Blog durchführen und damit zusätzlich Geld verdienen. Und so legte ich los. Lernte, arbeitete, arbeitete noch mehr und sparte, so viel ich nur konnte. Und im Januar 2017 war es dann soweit: Mein Blog *chronisch fabelhaft* ging online. Von null auf hundert. Vom Versteckspiel hin zu kompletter, schonungsloser, nackter Ehrlichkeit. Hier, das bin ich! Und ich bin trotzdem okay, liebenswert, attraktiv und lustig! Ich bin immer noch ich, auch wenn ich nun ein Extragepäckstück durchs Leben tragen muss. Ich bin okay. Ich habe MS – und trotzdem bin ich okay.

Die Reaktionen warfen mich fast um: Ich bekam so viel wunderbares, positives, bestärkendes Feedback aus meinem Umfeld. Viele schrieben mich an: Sie kennen auch jemanden mit MS! Es sei klasse, was ich da tue. Ich fühlte mich bestärkt. Ich hatte eine Nische gefunden, in der es noch so viel Bedarf gab – und immer noch gibt: an Aufklärung. An guten Informationen. An differenzierten Meinungen, um sich daraus eine eigene bilden zu können. Der Blog wuchs in den nächsten Monaten stetig, immer mehr Menschen lasen ihn. Ich merkte: Er ist gut. Das hilft den Menschen, und es hilft mir. Ich selbst hatte über dieses Ventil, das Schreiben, die Möglichkeit gefunden, mir Luft zu machen, wenn doch mal wieder MS-Symptome auftraten, so wie es im April 2017 der Fall war. In diesem Monat kündigte ich meinen Job und setzte alles auf eine Karte: Weltreise und Blog.

Und dann passierte es: Der nächste Schub, mein bisher größter. Meine linke Körperhälfte wurde schleichend gefühlloser, so, als steckte ich mit dem halben Rumpf, mit Arm und Bein in einem Gummianzug. Die Kündigung war bereits eingereicht, und nun das? Doch ich biss die Zähne zusammen. Ich holte mir Mut bei den Menschen, die meinen Blog lasen, bei meinen Freunden und meiner Familie. Der Schub hinterließ das erste Mal bleibende Folgen, und auch heute spüre ich noch manchmal in meinen Gliedmaßen einen Nachklang der Taubheit. An die Zeit im Krankenhaus schloss sich eine harte Zeit an, in der ein zäher, über Wochen nicht enden wollender Schwindel dazukam. Doch ich glaubte an mich. Die andere Option wäre gewesen aufzugeben, und das kam nicht in Frage. Ich wollte jetzt leben, jetzt frei sein. Mich finden, mich kennenlernen. Vielleicht auch meine MS kennenlernen, nun, wo sie schon mal da war und mir mein Leben lang bleiben würde. Der Schub hatte mir eines so deutlich wie noch nie gemacht: Ich würde nicht nur spontan und planlos weiterleben können und dabei meine Gesundheit dem Zufall überlassen. Ich würde lernen müssen, mir selbst gegenüber Verantwortung zu übernehmen.

Ich wollte nicht mehr mit meinem Glück spielen, das ich mit meiner leichten Verlaufsform bis zu diesem Zeitpunkt gehabt hatte. Ich wollte aktiv etwas dafür tun, so gut, so glücklich wie nur möglich leben zu können. Ich begann Sport zu treiben, gab

> **!**
>
> Ich würde nicht nur spontan und planlos weiterleben können. Ich würde lernen müssen, mir selbst gegenüber Verantwortung zu übernehmen.

das Rauchen auf, stellte meine Ernährung um – alles langsam und nach und nach, aber aktiv. Denn ich hatte eine Entscheidung getroffen, und wenn ich eines gelernt habe, dann das: Es liegt unendlich viel Kraft darin, Entscheidungen zu treffen. Wenn wir uns aktiv für etwas entscheiden, anstatt uns treiben zu lassen und von einer Situation in die nächste zu schlittern, dann sind wir imstande, außerordentlich große Kräfte freizusetzen.

Und heute?

Ich bin gerade von einer zweijährigen Weltreise zurückgekehrt. In dieser Zeit bin ich 600 km auf dem Jakobsweg gepilgert, habe vier Kontinente bereist, zwei, jetzt drei Bücher geschrieben und mir das eine oder andere blaue Auge abgeholt. *chronisch fabelhaft* ist mittlerweile einer der größten und erfolgreichsten MS-Blogs im deutschsprachigen Raum. Meine MS hat sich seit dem Schub im Mai 2017 zwar noch ab und an gemeldet, aber einen erneuten Schub hatte ich glücklicherweise nicht. Auch weil ich mich nicht nur auf mein Glück verlassen habe. Ich habe Methoden entwickelt, um so viel wie möglich dafür zu tun, dass es mir so gut wie möglich geht. Ich habe wahnsinnig viel an mir selbst und mit meinem Umfeld gearbeitet, um an diesen Punkt zu gelangen. Dafür hat es einige Jahre gebraucht und auch einige Rückschläge, doch sie waren es wert. Wir lernen nur aus Fehlern. Wir wachsen nur an Hürden.

   In diesem Buch möchte ich dir die Techniken, Informationen und Gedanken mit auf den Weg geben, die ich mir in diesen Jahren angeeignet habe. Einige werden für dich funktionieren, andere nicht. Manches wird dich überraschen, manches vielleicht auch ärgern oder ängstigen – das ist okay. MS ist beängstigend. Ich möchte dir helfen, einen Umgang mit dieser Angst, mit dieser Unsicherheit zu finden. Ich möchte Fragen beantworten und auch aufwerfen, damit du sie dir selbst beantworten kannst.

> **!**
>
> Ich möchte dir helfen, einen Umgang mit dieser Angst, mit dieser Unsicherheit zu finden.

Nimm für dich mit, was dir hilft. Du schaffst es. Du hast eine Entscheidung getroffen: Du hast dieses Buch gekauft. Damit bist du den ersten Schritt gegangen. Danke für dein Vertrauen und dein Interesse. Gehen wir es an!

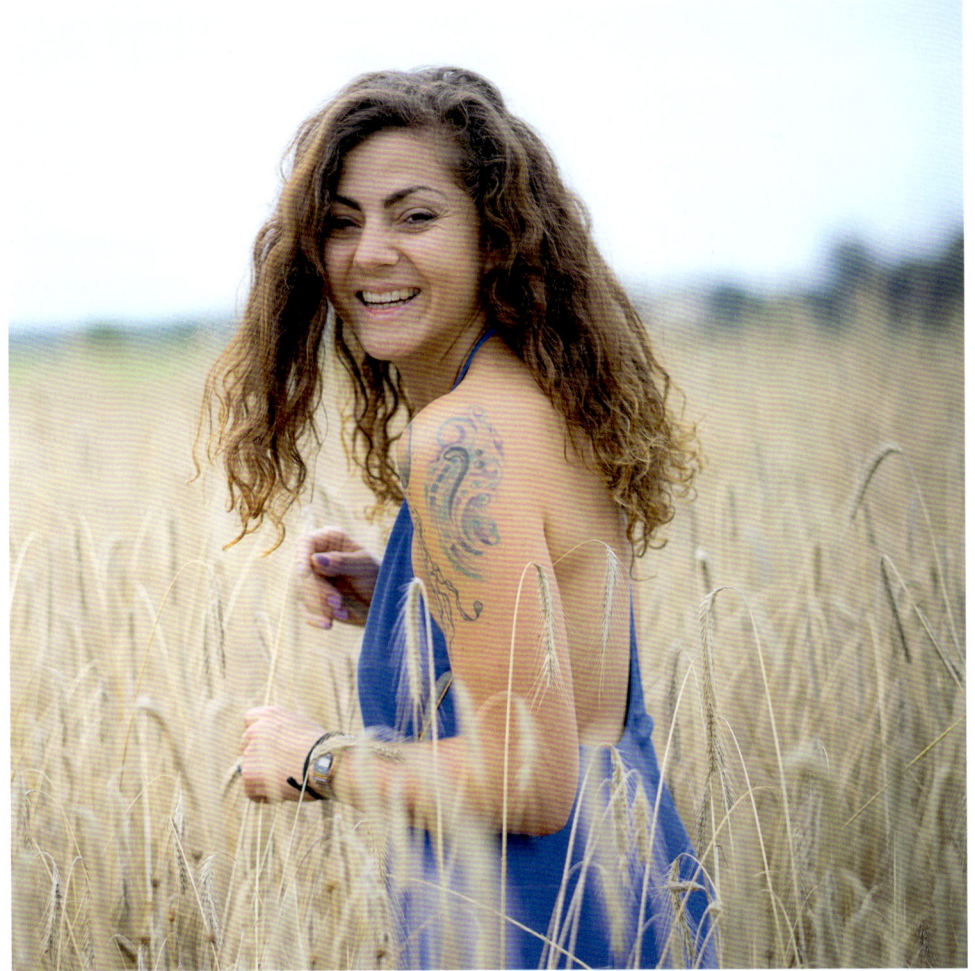

Auf den folgenden Seiten gebe ich dir viele Gedanken und Tipps mit auf den Weg, die dir helfen, einen guten Umgang mit der MS zu finden.

Zunächst ein Schock: Die Diagnose MS

Erste Anzeichen einer MS

Fast jeden Menschen trifft die Diagnose MS vollkommen unvorbereitet. Meistens führen Symptome, die man selbst oder der Arzt zuerst ganz anders einordnen, dazu, dass man einen Spezialisten aufsucht – etwa einen Neurologen. Die Erstsymptome können sehr unterschiedlich sein, was die Diagnosestellung so kompliziert macht und oft eine monate-, manchmal sogar jahrelange Suche nach Antworten erfordert.

Eine „klassische" Erstmanifestation ist eine Sehnerventzündung, medizinisch Optikusneuritis genannt. Auch Taubheitsgefühle und sich anders äußernde Empfindungsstörungen sind oft die ersten Symptome einer MS. Diffuse Schmerzen, die blitzartig den Körper durchzucken, Spastiken, Inkontinenz und Schwindel können u. a. ebenfalls Symptome darstellen. Dabei ist es wichtig zu beachten, dass eine MS-Diagnose natürlich nicht nur aufgrund eines oder auch mehrerer dieser Symptome gestellt wird. Sie sind häufig aber die Gründe, warum man überhaupt zum Arzt geht. Es sind Beschwerden, die den Alltag beeinträchtigen und mit denen der Körper einem signalisiert, dass etwas „nicht stimmt". Kaum einer rechnet mit einer so gravierenden Diagnose wie der MS, und umso wichtiger ist es zu verstehen, welche Untersuchungen durchgeführt werden müssen, um eine solche Diagnose richtig zu stellen.

Neurologische Untersuchungen

Die Diagnose MS wird üblicherweise entweder vom Neurologen oder im Krankenhaus gestellt. Dazu werden neurologische Untersuchungen durchgeführt.

Vibrations- und Reflextests Hier testet der Arzt z. B. mit einer angeschlagenen Stimmgabel an den Füßen, ob auf beiden Seiten die

Vibration gleich stark und gleich lang wahrgenommen wird. Er testet die Bauchhautreflexe, du wirst eventuell gebeten, auf einer Linie zu gehen, zu hüpfen oder das Gesicht zu verziehen. Diesen Untersuchungen schließt sich der „Schachbrettmuster-Test" an, fachsprachlich VEP (für „visuell evozierte Potenziale"). Bei diesem Test blickst du auf ein sich bewegendes Schachbrettmuster auf einem Bildschirm. Über Elektroden an der Kopfhaut wird die Leitfähigkeit der Sehnerven gemessen. Dieser Test ist ein wenig anstrengend für die Augen, aber – wie die anderen neurologischen Untersuchungen auch – schmerzfrei. Auch ein EEG, ein Elektroenzephalogramm, wird meist angefertigt, das wie die anderen Tests zu den Standarduntersuchungen im Bereich der Neurologie gehört.

Liquordiagnostik Eine Liquordiagnostik, auch Lumbalpunktion genannt, ist ebenfalls Teil der Standardprozedur. Hierbei wird mit einer feinen Nadel Nervenwasser aus dem Rückenmark entnommen, das dann auf Entzündungsmarker getestet wird. Diese Untersuchung kann etwas schmerzhaft und unbequem sein – sie muss allerdings in der Regel nur einmal durchgeführt werden.

MRT Andere Untersuchungen werden häufiger durchgeführt, etwa das MRT, das ebenfalls zur Diagnostik gehört. Die Magnetresonanztomografie ist eine radiologische Untersuchung, bei der du liegend in eine Röhre, den Kernspintomografen, gefahren wirst. Meist trägt man dabei Kopfhörer, denn es kann ganz schön laut werden da drin! MRT-Untersuchungen dauern je nach Gerät unterschiedlich lange: zwischen wenigen Minuten und zwei Stunden. Je nach Bedarf wird dabei ein sogenanntes Kontrastmittel intravenös verabreicht, das dabei hilft, akute Entzündungen im Nervensystem zu erkennen. Nach der Stellung einer MS-Diagnose wird in der Regel, auch wenn keine neuen Symptome auftreten, einmal im Jahr ein Kontroll-MRT angefertigt.

Die Diagnose MS stellt dein Arzt nach diesen Untersuchungen mithilfe der sogenannten McDonald-Kriterien. Das sind in-

!

Die Diagnose MS stellt dein Arzt nach diesen Untersuchungen mithilfe der sogenannten McDonald-Kriterien.

ternationale medizinische Richtlinien, nach denen Multiple Sklerose diagnostiziert wird. Sie hilft dem Arzt dabei, die Entscheidung zu treffen, denn manchmal können die Ergebnisse nicht ganz eindeutig sein. Es kann auch sein, dass du noch keine feste Diagnose bekommst. Ein „KIS", ein „klinisch isoliertes Syndrom", wird bei denjenigen diagnostiziert, bei denen die Parameter für eine MS-Diagnose zu undeutlich sind oder gewisse Kriterien fehlen. Meist wird die Diagnose in diesem Fall nach einem zweiten Schub innerhalb einer gewissen zeitlichen Frist gestellt, manche Menschen leben aber auch ihr Leben lang mit der Diagnose KIS und es entwickelt sich nie eine MS daraus.

Zusätzlich zu diesen Untersuchungen kann dein Arzt je nach deinen Symptomen auch verschiedene andere Tests anordnen. Es kann anstrengend sein, von einem Spezialisten zum anderen zu laufen, um dort dieses und jenes testen zu lassen. Hier kannst du dich an deine Krankenkasse wenden, die dir dabei helfen kann, Termine bei entsprechenden Ärzten zu bekommen. Wenn du stationär im Krankenhaus bist, wird man dort vor Ort alle nötigen Tests durchführen, was deutlich angenehmer und weniger stressig sein kann.

Um die MS sicher zu diagnostizieren, muss dein Arzt zahlreiche Tests veranlassen.

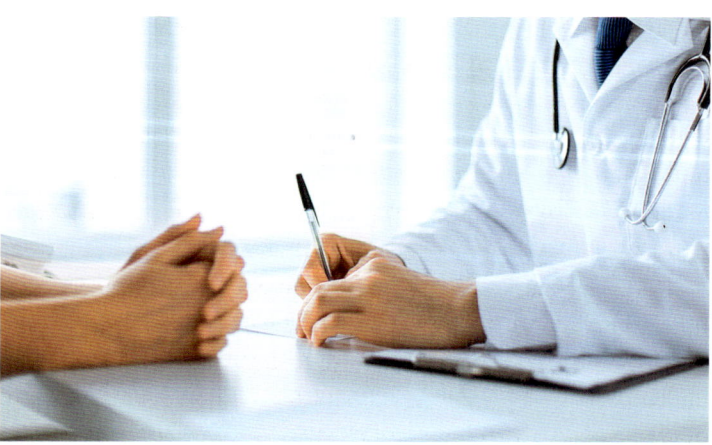

Das Gedankenkarussell

Und dann stehen plötzlich diese zwei Buchstaben im Raum: MS, Multiple Sklerose. Ein Gefühl, als würde einem der Boden unter den Füßen weggezogen – so beschreiben die meisten Menschen diesen Moment. Man fällt und fällt – und fragt sich, wie man das je im Leben schaffen soll: Leben mit einer chronischen, unheilbaren Krankheit. Das hatten wohl die wenigsten auf ihrer Bucket-List.

Ärzte rauschen durch die Tür hinein, erzählen dir dieses und jenes, reden über Therapien und wie gut man mit MS heutzutage leben kann. Dann rauschen sie wieder hinaus, vielleicht drücken sie dir noch einen Schwung bunter Hefte in die Hand, die Namen tragen wie: „Familienplanung mit MS? Ja, aber sicher!" oder „Sportlich und aktiv bleiben mit Multipler Sklerose". Tausend Fragen schwirren durch deinen Kopf. Ein dumpfe Angst macht sich breit: Werde ich nun ein Pflegefall? Warum kann mir keiner sagen, wie es nun weitergeht?

Eine der Eigenschaften der MS, die vielen Menschen am meisten zusetzt, ist, dass ihre Entwicklung im Großen und Ganzen unvorhersehbar ist. Kaum ein Neurologe wird dir eine genaue Prognose geben wollen, denn dafür ist die MS bei jedem Menschen einfach zu verschieden. Es wird keinen Verlauf geben, der deinem gleicht. Es gibt keinen Menschen mit MS, dem es gesundheitlich genauso geht wie dir. So wie bei Menschen ohne chronische Krankheit ja auch! Ein zuversichtliches, glückliches Leben mit dieser Unsicherheit ist definitiv möglich, aber ich werde dir im Laufe dieses Buches die Werkzeuge an die Hand geben, die du brauchst, um gut mit der Diagnose leben zu können.

Doch erst mal verschlingt einen die Unsicherheit. Oftmals fühlt man sich auch alleine. Die Ärzte haben keine Zeit für ausführliche Erklärungen. Man bekommt mitunter das Gefühl, nur die Nummer auf einer Akte zu sein. So sehr es schmerzt: Nimm dieses Verhalten nicht persönlich. Du bist einzigartig und wich-

!

Der eigene
Neurologe ist oft
der bessere
Gesprächspartner,
wenn es rund um
die psychischen
Belastungen geht.

tig, und es gibt zahlreiche Wege, auf denen du dich austauschen kannst. Der eigene Neurologe ist hier oft der bessere Gesprächspartner, vor allem wenn es rund um die psychischen Belastungen geht, die mit einer solchen Diagnose verständlicherweise einhergehen.

Es kann auch helfen, dich den Menschen in deinem Umfeld anzuvertrauen. Dein Partner, deine Partnerin, beste Freunde, deine Eltern können dir beistehen. Oftmals werden sie Fragen an dich haben, die du auch nicht beantworten kannst. Sie werden das tun, was du auch tun wirst: Suchmaschinen durchforsten, um zu verstehen, was mit dir vorgeht. Diese überstürzte Suche nach Lösungen, nach Antworten, ist eine ganz natürliche Reaktion. Dass es für ein „Problem" keine „schnelle Lösung" gibt, ist heutzutage sehr selten geworden. Aber MS ist anders – sie lässt sich nicht über Nacht verstehen oder verarbeiten. Kein Life-Hack wird dir dabei helfen, von einem Tag auf den anderen wieder genauso zu sein wie vorher. Und das ist der größte Wunsch: Ich möchte einfach nur so sein wie vorher! Auch ich hegte diesen Wunsch sehr lange. Mach dir aber bewusst, dass die MS auch eine Chance sein kann. Auch wenn das jetzt noch sehr weit hergeholt klingen mag: Ein solcher Schicksalsschlag birgt auch immer das Potenzial für Wachstum. Damit kannst und musst du nicht sofort anfangen, also überstürze es nicht. Aber wisse, dass es einen Weg gibt, den du einschlagen kannst, wenn du dazu bereit bist.

Es ist in dieser Zeit auch wichtig, trauern zu dürfen. Um die eigene Gesundheit. Es ist tröstend, tiefes Mitgefühl für sich zu empfinden. Auch Wut ist ganz normal – gegenüber sich selbst, den Ärzten, vielleicht auch den Angehörigen. In dieser Zeit durchlaufen wir alle Emotionen, alle Gefühlszustände. Das ist unglaublich wichtig, denn nur wer trauert, kann irgendwann einen Weg finden, mit der Krankheit umzugehen. Verdrängen oder Herunterspielen der Krankheit mögen auch vorkommen. Das

Verdrängen kann sogar über viele Jahre nach der Diagnosestellung anhalten. Erlaubt ist in diesem Moment, was dir guttut. Weine, schrei, schreib deine Gedanken auf, zerreiß sie wieder. Du wirst vielleicht sehr intensiv träumen oder dich matt und abgeschlagen fühlen. Viele berichten auch davon, dass sie die Tage nach der Diagnosestellung wie in einer Art Trance verbrachten, als wären sie Schauspieler in einem Film und das alle passierte nicht in Wirklichkeit. Auch dieses Verhalten dient deinem Schutz und sollte erst einmal nicht abgewählt werden.

Achte in diesen Tagen darauf, dass es dir an nichts fehlt, um dich körperlich und seelisch so gut wie eben möglich zu fühlen. Höre Hörbücher, trage Stoffe, die sich angenehm anfühlen. Iss, worauf du Lust hast – am besten frisches Essen aus hochwertigen Zutaten. Schlaf so viel du möchtest, lass dein Telefon klingeln, wenn du gerade keine Lust zu sprechen hast. Gerade bist nur du wichtig, und Menschen, die dich lieben, werden das verstehen. Sei gut zu dir und hab Nachsicht und Geduld.

Im Krankenhaus

Man kann sich etwas Schöneres vorstellen als einen stationären Krankenhausaufenthalt, aber wenn es eben sein muss, sollte man das Beste daraus machen. Ich finde sogar, dass ich im Krankenhaus manchmal ganz gut aufgehoben bin, weil ich zu Hause keine wirkliche Ruhe finde, um krank zu sein. Es kann also durchaus eine gute Entscheidung sein, wegen MS ins Krankenhaus zu gehen, wenn gerade ein neuer Schub ins Haus steht. Oft kommt ein MS-Schub ja nicht urplötzlich, sondern kündigt sich an, du kannst deinen Aufenthalt meist also gut planen.

> **!**
> Oft kommt ein MS-Schub nicht urplötzlich, sondern kündigt sich an, du kannst deinen Aufenthalt meist also gut planen.

Wie kannst du dir deine Zeit dort also so angenehm wie möglich gestalten? Hier folgen zehn Dinge, die dir das Leben dort leichter machen.

1. Selbstversorgung Das mag anstrengend klingen, aber wenn man wegen MS im Krankenhaus liegt, tut „Soulfood" am besten.

Wir wollen uns mit Essen trösten. Aber in dem Moment nach Chicken Nuggets, Fertigschokopudding und Chips zu greifen, ist eine ziemlich schlechte Idee, weil all diese Dinge verschiedenste giftige Stoffe enthalten, die du deinem Körper vor allem in dieser Situation, wenn er ohnehin durch Kortison geschwächt ist, nicht zumuten solltest. Verzichte also am besten auf das Krankenhausessen (allein ein Blick auf die Zutatenliste verdirbt mir den Appetit: Zucker, Zusatzstoffe, Verdickungsmittel, Konservierungsstoffe …) und lass dir von deinem Besuch saisonales Bio-Obst und -Gemüse mitbringen. Ich selbst reite nicht selten mit einem großen Beutel voll mit guter Nahrung im Krankenhaus ein. Es gibt fast immer einen Kühlschrank auf Station, in dem du deine Sachen lagern kannst, und Obst und Gemüse kannst du auch in einem Obstkorb im Zimmer aufbewahren.

2. Ohrstöpsel Schlafen im Vierbettzimmer? Meistens so gut wie unmöglich. Es ist faszinierend – und tierisch anstrengend, was für Geräusche manche schlafende Menschen so produzieren. An Schlaf ist da oft nicht zu denken. Deswegen mein Ratschlag: Nimm Ohrstöpsel aus Wachs oder Silikon, die du deinem Gehörgang anpassen kannst und die dicht genug sind, um dich wirklich vor den Geräuschen deiner Mitmenschen abzuschirmen. Sie taugen übrigens auch herrlich, wenn deine Zimmergenossen lautstarken Besuch bekommen und du einfach nur lesen oder ruhen möchtest. Du bekommst sie in jedem Drogeriemarkt.

3. Kopfhörer Natürlich willst du auch mal fernsehen, wenn du im Krankenhaus liegst. Oder du willst ein Hörbuch hören oder, oder, oder … denk also dran, deine Kopfhörer mitzunehmen! Meist bleibt sonst nur die Option, sie für teures Geld direkt im Krankenhaus zu kaufen.

4. Zeitschriften Wenn ich im Krankenhaus bin und Kortison bekomme, bin ich immer so durch den Wind, dass meine Aufmerksamkeitsspanne eher kurz ist. Mich da wirklich in ein Buch zu vertiefen, ist meistens keine Option. Was aber geht: Zeitschriften!

Das beste Zeitschriftensortiment gibt es meistens am Bahnhof. Schick ruhig mal deinen nächsten Besuch vorher dort vorbei und gib ihm deine Wunschliste mit.

5. Tigerbalsam Tigerbalsam kann einen in vielerlei Hinsicht retten, z. B.:

- Gegen unangenehme Gerüche: Einfach etwas Tigerbalsam in ein Taschentuch geben und unter die Nase halten.
- Wenn die Gelenke und der Nacken vom vielen Herumliegen schmerzen, massiere die entsprechende Stelle damit.
- Hilft auch bei trockenen Lippen oder verstopfter Schnupfennase.

Tigerbalsam bekommst du in der Apotheke, in der Drogerie oder online.

6. Schlafmaske Manche Menschen können den ganzen Tag schlafen, andere haben große Probleme damit. Gerade wenn es hell ist, finde ich oft keine Ruhe – auch, wenn ich eigentlich todmüde bin. Deswegen gehört bei mir eine Schlafmaske im Krankenhaus auf jeden Fall dazu – in Kombination mit einem Kopfhörer die ideale Entspannung.

7. Gesunde Snacks Ein bisschen Naschen muss sein. Neben frischem Obst und Gemüse bieten sich hier Snacks an, die tatsächlich gesund sind und deinen Organismus nicht noch zusätzlich mit Chemie und Giften belasten, z. B. getrocknete Apfelringe, Gemüsechips oder Bio-Studentenfutter. Decke dich mit einem Vorrat ein oder lass dir von deinem Besuch Snacks mitbringen.

8. Thermoskanne Oft trinkt man im Krankenhaus nicht genug, und die winzigen Teetässchen im Krankenhaus sind meist schon nach zwei Schlucken leer. Deswegen bietet es sich an, eine eigene Teekanne mitzunehmen, im Idealfall eine isolierte, damit dein Tee auch länger warm bleibt. Achte darauf, dass die Thermoskanne von guter Qualität und frei von Schadstoffen ist. Besorge dir dazu ein oder zwei leckere Bio-Teesorten, die dir richtig gut schmecken. Wenn du den Tee süßen willst, nimm keinen Haushaltszucker, sondern versuche es mit Honig, Agavendicksaft oder Stevia aus dem Bioladen.

9. Kokosöl Meine Geheimwaffe für so ziemlich alles, was mit Körperpflege zu tun hat. Kokosöl ist vielseitig, riecht gut, ist ein Naturprodukt und ersetzt eine ganze Reihe von Pflegeprodukten:

- Du kannst dir mit Kokosöl die Zähne putzen (tatsächlich!).
- Es macht trockene Haarspitzen schnell wieder weich.
- Raue, rissige Hautstellen, z. B. an den Ellbogen, werden schnell wieder geschmeidig.
- Es eignet sich als reichhaltige Bodylotion und Gesichtscreme, wenn du extrem trockene Haut hast.
- Du kannst dir selbst damit eine kleine Massage geben, wenn du unter Krämpfen oder Druckschmerzen leidest.

10. Notizheft Du kennst das vielleicht: Dir spuken den ganzen Tag tausend Fragen, die du dem Oberarzt stellen willst, im Kopf herum, und wenn endlich der so lang ersehnte Mensch im weißen Kittel vor dir steht, ist dein Hirn plötzlich wie leer gefegt. Das ist nicht nur ärgerlich, sondern auch frustrierend. Abhilfe schafft hier ein kleines Notizheft: Immer wenn dir eine Frage einfällt oder du dir ein weiteres Symptom nicht erklären kannst: rein damit ins Buch.

Du kannst auch während der Visite Stichpunkte machen, da man oft schnell wieder vergisst, was der Arzt gesagt hat. Das muss dir übrigens auch nicht unangenehm sein: Viele Ärzte schätzen es sogar, wenn sie nicht alle doppelt und dreifach erwähnen müssen. Und dann finden natürlich auch andere Gedanken und Ideen in deinem Notizbuch Platz: Ängste, Sorgen oder Wünsche. Es tut gut, dir von der Seele zu schreiben, was dich belastet.

!

Immer wenn dir eine Frage einfällt oder du dir ein weiteres Symptom nicht erklären kannst: rein damit ins Notizbuch.

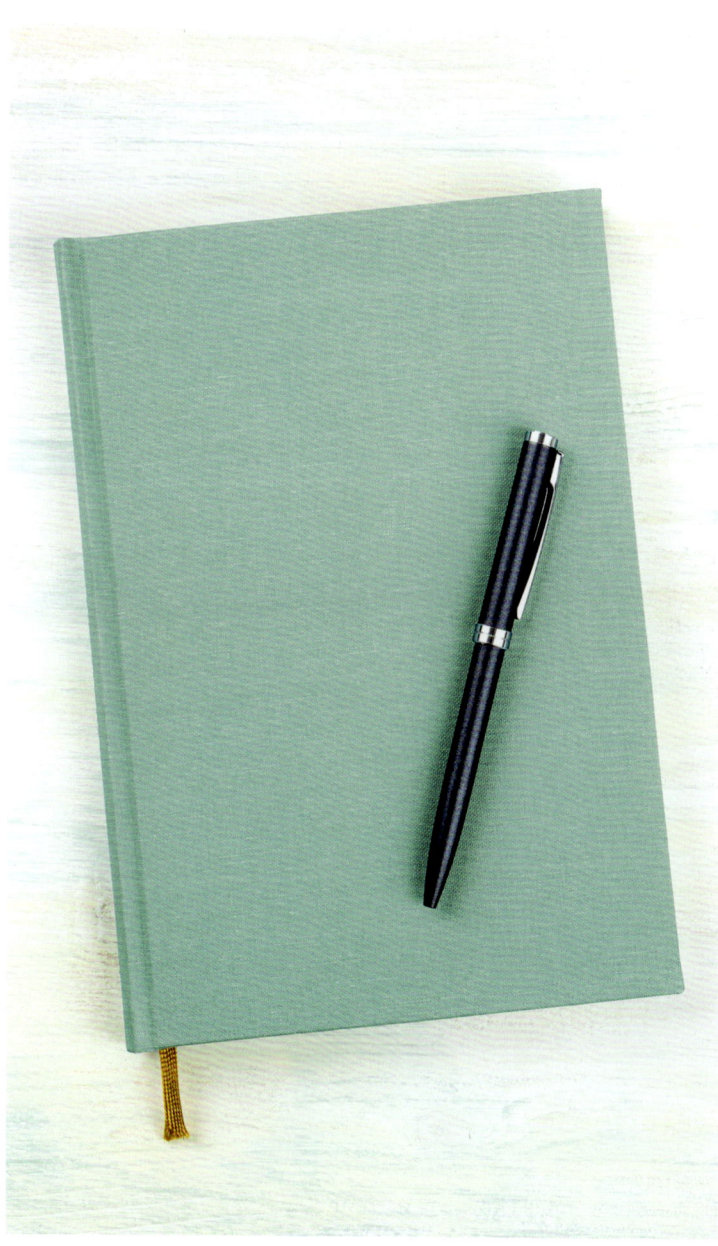

Auch ein Notizheft gehört ins Krankenhausgepäck. So hast du alle Fragen an deinen Arzt parat.

Zehn Dos und Don'ts direkt nach der Diagnose

	DOS	DON'TS
1	Lass deinen Gefühlen freien Lauf – beobachte, ohne zu urteilen.	Versuche nicht so zu tun, als sei alles in Ordnung. Es geht hier gerade nur um dich!
2	Es kann helfen, ein kleines Tagebuch zu führen, dem du dich anvertraust.	Versuche, in den ersten Tagen Abstand von den MS-Broschüren zu nehmen, die man dir vielleicht gibt.
3	Schlafe so viel du musst und möchtest.	Geh nicht auf Arbeit, sage alle Termine ab, kümmere dich ggf. um eine Kinderbetreuung.
4	Iss, wonach dir ist, und vergiss nicht, frisches Obst und Gemüse einzubinden.	Auch wenn es verführerisch scheint: Lass die Finger von Bergen von Süßigkeiten, Burgern und Co. Dein Körper soll jetzt nicht unnötig belastet werden.
5	Lass dir von Freunden oder Familie mitbringen, was du im Krankenhaus oder zu Hause brauchst.	E-Mails checken, Social Media und Co. sollten jetzt pausieren.
6	Geh an die frische Luft, wenn dir danach ist und dein Zustand es zulässt. So kommst du auf andere Gedanken.	Wenn du merkst, dass du in ein tiefes Gedankenloch stürzt, versuche dir mit Liebe Einhalt zu gebieten. Sag: „Ich höre jetzt auf mit diesen destruktiven Gedanken. Denen widme ich mich, falls es mal soweit sein sollte."

DOS	DON'TS	
Wenn du eine Meditationspraxis hast, so setze diese fort. Es ist wichtig, Techniken zu erlernen, um ab und an die Gedanken auszuschalten. Für Anfänger eignen sich geführte Meditationen.	Auch wenn es das Logischste zu sein scheint: Lass die Finger von Suchmaschinen. Du wirst dort nichts finden, was dir direkt nach der Diagnose hilft, außer Verunsicherung.	**7**
Höre auf deine Gefühle. Wenn dir ein Besuch oder ein Thema zu viel werden, dann bitte deinen Besuch zu gehen oder das Thema zu wechseln. Das ist okay!	Versuch nicht, dir alles zu merken, was die Ärzte dir sagen. Das sind einfach zu viele Infos. Du könntest mitschreiben oder eine Vertrauensperson während der Visite dabei haben.	**8**
Lass dich nicht von den anderen Menschen auf deiner Krankenhausstation verunsichern. Deren Krankheit hat nichts mit deiner Krankheit zutun, und niemand sagt, dass das deine Zukunft sein wird.	Hör auf, es allen recht zu machen. Du bestimmst gerade, was dir guttut, was du kannst und was nicht. Höre auf dein Gefühl.	**9**
Nimm deinen Mut zusammen und verteile Aufgaben an dein Umfeld. Gib ab, was du abgeben kannst! Scheue dich nicht, nach Hilfe zu fragen. Es wird dich überraschen, wie gerne Menschen in solchen Situationen helfen.	Triff in diesen Tagen keine wichtigen Entscheidungen. So viel Zeit, bis du wieder ein wenig mehr bei dir bist, solltest du dir einräumen.	**10**

Multiple Sklerose
ist eine chronische
Erkrankung des
zentralen Nerven-
systems.

Was ist Multiple Sklerose?

Multiple Sklerose – oft mit den Buchstaben MS abgekürzt – ist eine chronische Erkrankung des zentralen Nervensystems, kurz ZNS. Sie ist eine Autoimmunerkrankung, eine Fehlsteuerung des Immunsystems. Dieses richtet sich dabei gegen den eigenen Körper bzw. körpereigene Zellen und zerstört diese.

Unsere Nerven im Gehirn und Rückenmark können von dieser Zerstörung betroffen sein. Alle Nerven sind umhüllt mit einer schützenden Zellschicht, den Myelinscheiden. Das durch die MS fehlgeleitete Immunsystem greift diese Schutzschicht an und zer-

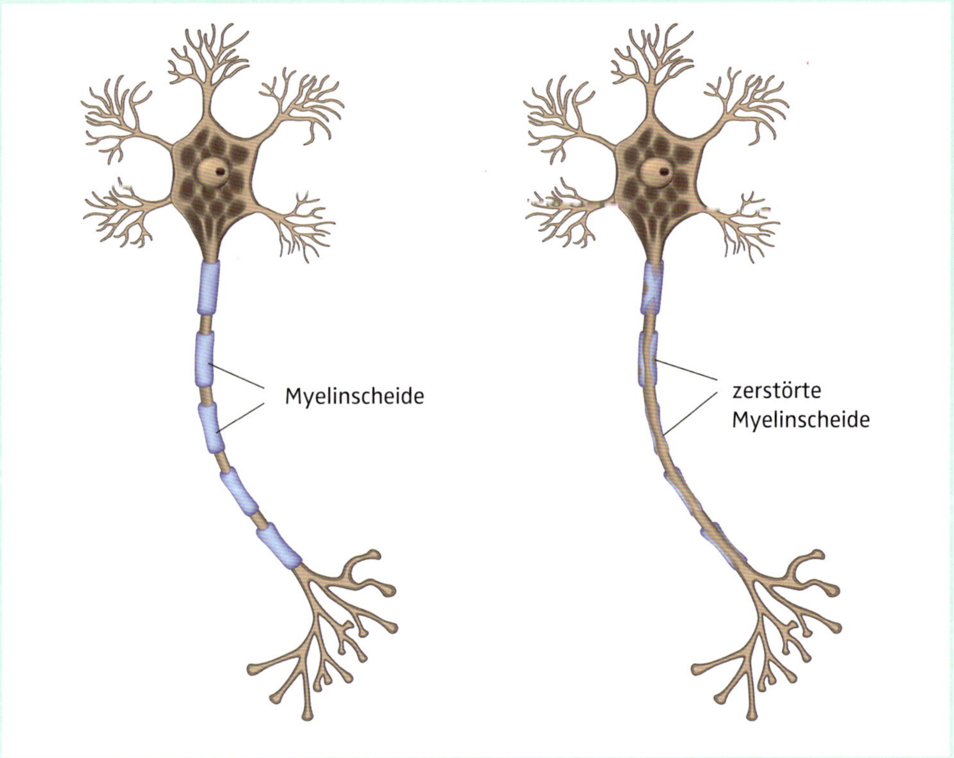

Myelinscheide

zerstörte
Myelinscheide

Links ein gesunder Nerv, rechts ein durch MS geschädigter Nerv.

stört sie. Dadurch können an den betroffenen Nervenbahnen Entzündungen entstehen. Diese Entzündungen können mehrfach (multipel) und überall im ZNS auftreten. Nach dem Abklingen der Entzündung bleibt Narbengewebe zurück (Sklerosen). Diese werden im MRT als weiße Stellen im Gehirn und Rückenmark sichtbar, man nennt sie Läsionen. Während dieser Entzündungen, die sich Schub nennen, können vielfältige Störungen auftreten. Da jeder Nerv betroffen sein kann, sind die Symptome so mannigfaltig und unterschiedlich, dass es nicht immer leichtfällt, ein Symptom auf eine neue Aktivität der MS, also einen neuen MS-Schub zurückzuführen. Durch Stress und andere Einflüsse wie Temperaturunterschiede oder Hormonschwankungen können alte Läsionen auch erneut Symptome hervorrufen, ohne dass ein akuter Schub besteht.

Die in einem Schub entstandenen Symptome können sich teilweise vollständig zurückbilden, was vor allem zu Beginn der Krankheit und bei leichteren Verläufen der Fall ist. Andere Symptome hinterlassen bleibende Schäden und Störungen, mit denen man dann lernen muss, im Alltag umzugehen. Manchmal entwickeln sich Symptome, die in einem Schub entstanden sind, auch nur sehr langsam zurück. Dieser Prozess kann über Monate hinweg andauern.

Multiple Sklerose trifft Frauen aus ungeklärten Gründen häufiger als Männer, wobei Männer eine höhere Wahrscheinlichkeit haben, an PPMS, also der von Anfang an fortschreitenden (progredienten) Verlaufsform zu erkranken. Üblicherweise wird die Diagnose zwischen dem 20. und 40. Lebensjahr gestellt, es gibt aber auch Kinder und Jugendliche mit MS sowie Menschen, die die Diagnose erst in der zweiten Lebenshälfte erhalten.

Die Verlaufsformen der MS

Es gibt drei Verlaufsformen, die bei der Multiplen Sklerose unterschieden werden.

Schubförmig-remittierende MS (RRMS)

Bei der schubförmig-remittierenden MS, die zu Anfang etwa 85 % der MS-Diagnosen ausmacht, treten oben beschriebene Schübe auf. Von einem Schub spricht man, wenn ein neues Symptom auftritt und für mindestens 24 Stunden anhält oder wenn sich ein bereits bestehendes Symptom deutlich verschlechtert und diese Verschlechterung über 48 Stunden anhält. Ein erneuter Schub muss immer vom behandelnden Arzt festgestellt werden und als ein solcher objektiv einzuordnen sein. Ein Schub kann mehrere Tage andauern, manchmal auch Wochen. Er wird klassischerweise mit der intravenösen oder oralen Gabe von Kortison behandelt. Zwischen den Schüben können mehrere Woche, Monate und sogar Jahre liegen.

> **!**
>
> Ein Schub im Rahmen der RRMS wird klassischerweise mit der intravenösen oder oralen Gabe von Kortison behandelt.

Sekundär-progrediente MS (SPMS)

Rund die Hälfte der Menschen mit einer RRMS entwickeln nach etwa zehn Jahren eine sekundär-progrediente MS. Bei dieser Verlaufsform stehen anfangs Schübe im Rahmen der RRMS, nach dem Übergang in die SPMS bilden Symptome sich nicht mehr zurück, es beginnt eine schleichende Verschlechterung des Gesundheitszustands und der körperlichen Fähigkeiten.

Primär-progrediente MS (PPMS)

Etwa 15 % der Menschen mit MS erkranken an der primär-progredienten Verlaufsform der Krankheit. Hierbei zeigen sich keine Schübe und keine „Ruhephasen" zwischen den Entzündungsvorgängen im ZNS. Es kommt zu einer fortschreitenden Verschlechterung. Häufig sind Menschen von dieser Form der MS betroffen, die zu einem späten Zeitpunkt in ihrem Leben die MS-Diagnose erhalten. Gangstörungen und die Notwendigkeit eines Rollstuhls sind typisch für diese Verlaufsform (aber sicher nicht für alle Formen der MS).

Auch das sogenannte „klinisch isolierte Syndrom", das ich bereits beschrieben habe, sei hier erwähnt. Es wird diagnostiziert, wenn eine zeitliche und räumliche Streuung der Läsionen und MS-typischen Symptome nicht für die Stellung einer Diagnose anhand der McDonald-Kriterien ausreicht. Oftmals stellt das KIS eine Vorstufe der MS da, doch es ist nicht zwingend der Fall, dass weitere Aktivitäten stattfinden, die zur Diagnosestellung einer MS führen.

!

Das „KIS" wird diagnostiziert, wenn eine zeitliche und räumliche Streuung der Läsionen und MS-typischen Symptome nicht für die Stellung einer Diagnose anhand der McDonald-Kriterien ausreicht.

Typische MS-Symptome

Die Krankheit mit den tausend Gesichtern – und wohl ebenso vielen Symptomen. Ein MS-Symptom kann vieles sein, und nicht selten stehen sowohl Ärzte als auch Patienten vor dem Rätsel: Ist es ein neuer Schub? Oder doch etwas ganz anderes? Auch die Vorstellung bei anderen (Fach-)Ärzten kann nötig sein, um die Eindeutigkeit einer als MS-Symptom eingeordneten Empfindung abzuklären. Ich möchte hier auf die häufigsten MS-Symptome eingehen. Bedenke dabei, dass diese Symptome nicht bei allen Menschen auftreten. Einige wirst du vielleicht nie haben, manche Symptome, die du im Rahmen deiner MS verspürst, werden in dieser Liste fehlen. Sie erhebt deswegen keinen Anspruch auf Vollständigkeit, sondern dient lediglich der Orientierung und Einordnung.

Sehnerventzündung und Augenprobleme

Viele Multiple Sklerosen manifestieren sich das erste Mal mit einer Sehnerventzündung oder einer Verschlechterung der Sicht. Das Sehen von Doppelbildern, Schmerzen in den Augenhöhlen, Kopfschmerzen und das Gefühl, „durch einen Schleier zu sehen", können hierbei auftreten. Zeitweise kann auch eine Erblindung vorkommen – manchmal auf einem oder auch auf beiden Augen. Diese Erblindung ist äußerst beunruhigend, jedoch selten permanent. Mit dem Fortschreiten der Krankheit und mehrfach auftretenden Sehnerventzündungen kann die Sehfähigkeit mit der Zeit abnehmen. Regelmäßige Untersuchungen helfen, dies frühzeitig zu erkennen.

Empfindungsstörungen: Taubheit, Kribbeln und „Ameisenlaufen"

Viele Menschen mit MS berichten – oft auch als Erstmanifestation der Krankheit – von Missempfindungen, die häufig in den Extremitäten auftreten, also in den Händen, Armen und Beinen. Meist beginnt das Symptom dabei lokal, z. B. im Fuß, und breitet sich dann innerhalb einiger Stunden oder Tage weiter aus. Die Gefühle werden unterschiedlich beschrieben. Oftmals wird von einer Taubheit berichtet, die unterschiedlich stark sein kann: Von dem Gefühl, „in Watte gepackt" zu sein, bis zu tatsächlicher vollkommener Gefühllosigkeit. Auch ein Kribbeln, ein Gefühl elektrischer Impulse oder das „Ameisenlaufen" sind typisch. Dabei hat man ein mehr oder weniger stark ausgeprägtes Kribbeln in den Extremitäten, das sich anfühlt, als würden Ameisen darüberkrabbeln. Auch dieses Kribbeln breitet sich häufig nach einiger Zeit aus.

Chronische Erschöpfung und Fatigue

Vor allem nach einigen Jahren mit der Krankheit berichten viele Menschen mit MS von einer bleiernen, schweren Müdigkeit und Erschöpfung. Diese tritt häufig in angespannten Situationen auf und kann den Alltag belasten. Es fällt vielen Betroffenen nicht leicht, eine Fatigue richtig zu deuten und einzuordnen. Auch im Umfeld stößt dieses Symptom manchmal auf wenig Verständnis und bedarf einer gezielten Kommunikation und viel Fingerspitzengefühl bei der Einordnung.

Muskelkrämpfe und Spastiken

Bei einem durch die MS erhöhten Muskeltonus, also einem übermäßigen Spannungszustand der Muskeln, spricht man von einer Spastik. Das sind Verkrampfungen, die von den Betroffenen oft als äußerst schmerzhaft empfunden werden. Sie können auch zu einem Tremor, also einem Zittern, führen. Manchmal treten Spastiken und Verkrampfungen auch als Folge anderer durch die MS ausgelöster Symptome auf, wie einer Verlagerung des Körpergewichts und damit einhergehender Überlastung und Fehlhaltung bestimmter Körperteile.

Schwindel und Störungen des Gleichgewichts

Im Rahmen der MS kann es zu Schwindel und Problemen mit dem Gleichgewicht kommen. Diese Störungen können als akuter Schub auftreten, sich aber auch danach noch bei bestimmten Situationen manifestieren. Betroffene berichten über Probleme, auf einer geraden Linie zu gehen, einem Gefühl, als wäre man betrunken, oder einem Drehschwindel. Da dieses Symptom von der Außenwelt häufig nicht eingeordnet werden kann, ist vielen Menschen mit MS der Schwindel unangenehm, wozu aber kein Grund besteht.

> **!**
>
> Im Rahmen der MS kann es zu Schwindel und Problemen mit dem Gleichgewicht kommen. Eine „klassische" Erstmanifestation ist eine Sehnerventzündung, medizinisch Optikusneuritis genannt.

Blasenstörungen und Inkontinenz

Die Nerven, die die Steuerung der Blasenfunktionen kontrollieren, sind recht häufig von unterschiedlich starken Entzündungen betroffen. Dabei erklärt die Länge dieser Nerven und damit die gebotene „Angriffsfläche" die Häufung von Blasenstörungen bei MS. Hierzu können Probleme bei der Kontrolle der Schließmuskeln (übrigens gilt das auch für den Stuhlgang) auftreten, es kann daher zu Einnässen kommen und das Tragen von entsprechenden Einlagen erforderlich sein.

Bei anderen ist das Wasserlassen und damit die vollständige Entleerung der Blase erschwert. Verbleibt zu viel Restharn in der

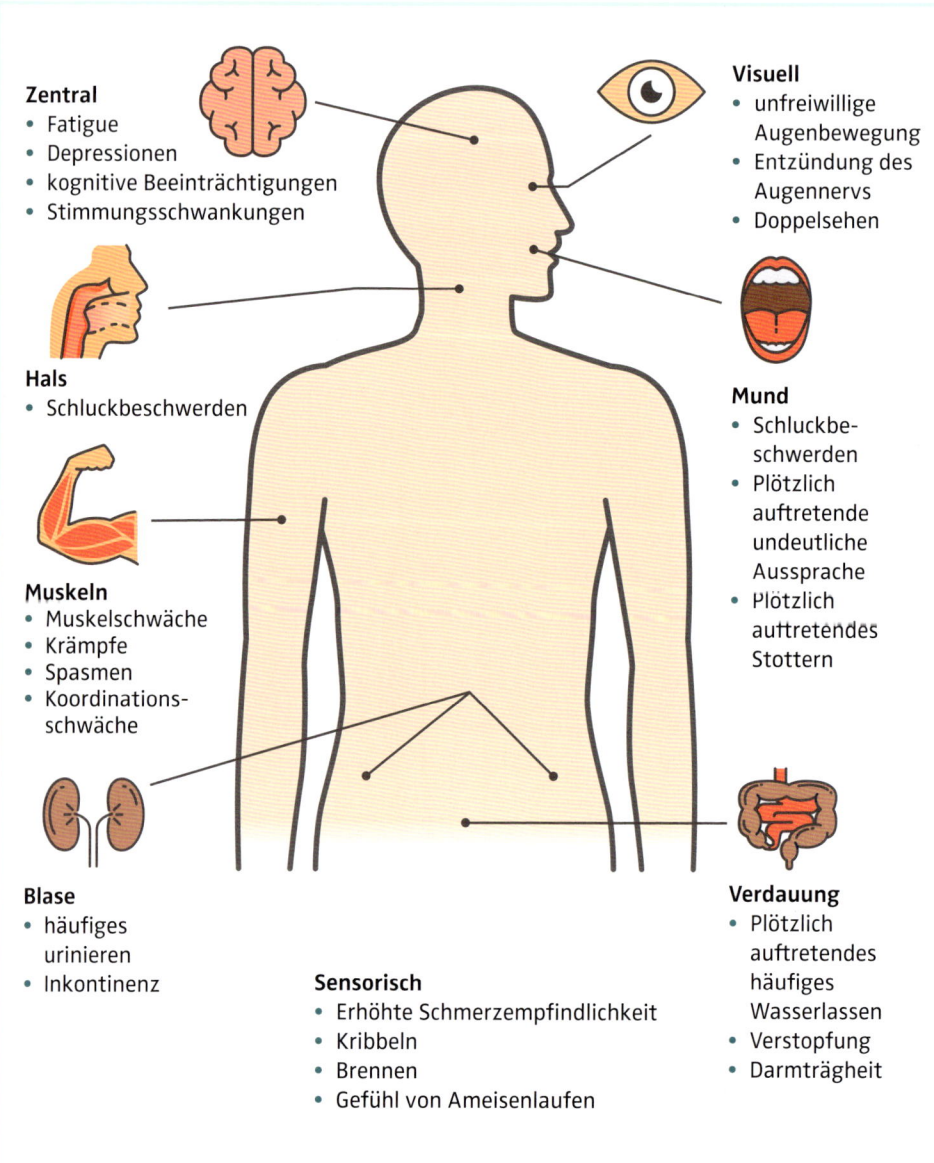

Zentral
- Fatigue
- Depressionen
- kognitive Beeinträchtigungen
- Stimmungsschwankungen

Visuell
- unfreiwillige Augenbewegung
- Entzündung des Augennervs
- Doppelsehen

Hals
- Schluckbeschwerden

Mund
- Schluckbe-schwerden
- Plötzlich auftretende undeutliche Aussprache
- Plötzlich auftretendes Stottern

Muskeln
- Muskelschwäche
- Krämpfe
- Spasmen
- Koordinations-schwäche

Blase
- häufiges urinieren
- Inkontinenz

Sensorisch
- Erhöhte Schmerzempfindlichkeit
- Kribbeln
- Brennen
- Gefühl von Ameisenlaufen

Verdauung
- Plötzlich auftretendes häufiges Wasserlassen
- Verstopfung
- Darmträgheit

Hauptsymptome von MS.

Blase, begünstigt das Harnweginfekte und Blasenentzündungen, die mitunter chronisch verlaufen können. Es kann erforderlich sein, einen Katheter zu benutzen, der oft als große Erleichterung im Umgang mit Blasenstörungen empfunden wird.

Sexuelle Funktionsstörungen

Bei Männern kann die Potenz unter der MS leiden, denn auch die für die Erektion zuständigen Nerven können von Entzündungen betroffen sein. Manche Potenzstörungen sind vorübergehend, andere halten sich längerfristig. Auch Frauen können wegen auftretender Gefühlsstörungen im Intimbereich zeitweise oder dauerhaft bei der Lustempfindung eingeschränkt sein. Entsprechende Präparate können Männern helfen, und auch ein anderer Umgang mit der eigenen Lust, den erogenen Zonen des Körpers und ein Hinterfragen der Penetration als wichtigstes Element beim Sex können Wege sein, einen Umgang mit diesem Symptom zu finden.

Kognitive Störungen

Etwa 40 % aller Menschen mit MS erleben im Verlauf ihrer Krankheit kognitive Einschränkungen oder Störungen. Dazu können eine verminderte Konzentrationsfähigkeit, ein eingeschränktes Kurzzeitgedächtnis, Wortfindungsstörungen oder verlangsamtes Denken zählen. Manche MS-Betroffene berichten auch von dem Gefühl, „in einer Wolke zu leben" oder von einer Abnahme der Entscheidungsfreudigkeit. Die Ursachen für diese Einschränkungen sind ungeklärt, sie lassen sich nicht immer auf konkrete Entzündungsvorgänge im ZNS zurückführen. Sogenanntes „Gehirnjogging" und das Erlernen neuer Fähigkeiten hat sich hier als hilfreich erwiesen.

Depressionen und andere psychische Störungen

Es wird aufgrund vieler Studien geschätzt, dass etwa die Hälfte aller MS-Betroffenen unter Depressionen oder depressiven Verstimmungen leidet. Diese verstärkt sich häufig in den Fällen, bei denen die Krankheit von einem schubförmigen in einen progredienten Verlauf übergeht. Eine Depression ist nicht mit einer vorübergehenden traurigen Verstimmung zu verwechseln und muss wie jedes andere Symptom ärztlich behandelt werden. Untersucht wird auch, ob eine Depression die Entstehung von Schüben und einen progredienten Verlauf begünstigt.

Das Leben mit der Krankheit und der Unsicherheit, die damit ins Leben tritt, können deine Psyche auf eine harte Probe stellen. Gefühle der Sinnlosigkeit, der Hoffnungslosigkeit und des Alleinseins können auftreten. Es ist daher unbedingt ratsam, eine begleitende Psychotherapie zur medikamentösen Basistherapie zu beginnen, wenn du alleine nicht zurechtkommst. Sie wird dir dabei helfen, einen Umgang mit der Krankheit zu erlernen und dich selbst nicht zu überfordern.

Weitere Symptome

Neben diesen Störungen können wie bereits erwähnt noch vielfältige andere Symptome auftreten. Bei manchen wird dein Neurologe nie genau sagen können, ob es sich nun um ein MS-Symptom handelt oder nicht. Auch weiß man manchmal nicht, was zuerst war: die MS oder das Symptom?

Einige Ärzte machen es sich manchmal etwas leicht und schieben jedes körperliche Symptom und Unwohlsein auf die Multiple Sklerose. Dem kannst du mit einer gewissen Durchsetzungskraft entgegenwirken. Bestehe darauf, dass man dich normal und eingehend untersucht, auch wenn du MS hast. Es ist nicht alles MS!

Eine besondere Herausforderung kann es sein, mit der Unsicherheit zu leben, was nun ein MS-Symptom ist und was nicht.

!

Einige Ärzte machen es sich leicht und schieben jedes körperliche Symptom und Unwohlsein auf die MS.

Viele Menschen mit MS führen regelmäßig eine Art „Symptom-Scan" durch, bei dem sie ganz genau in ihren Körper hineinspüren. Das kann sehr belastend sein und führt meist nur zu großer Angst. Besser ist es, wenn du dich mit etwas emotionalem Abstand betrachtest. Nicht jedes neue Symptom, nicht jedes Kribbeln oder Zwicken, nicht jeder Schwindel und nicht jede Verstimmung hat mit der Multiplen Sklerose zu tun. Eine Psychotherapie mit psychosomatischem Schwerpunkt kann dir dabei helfen, diese feinen Nuancen und Unterschiede für dich selbst besser zu erkennen. Wie bei so vielen Dingen gilt auch hier: Sei geduldig, denn auch ein Umgang mit der Vielzahl der möglicherweise, aber nicht zwingend nötig auftretenden Symptomen kann gelernt werden (siehe auch das Kapitel „Multiple Sklerose und die Psyche").

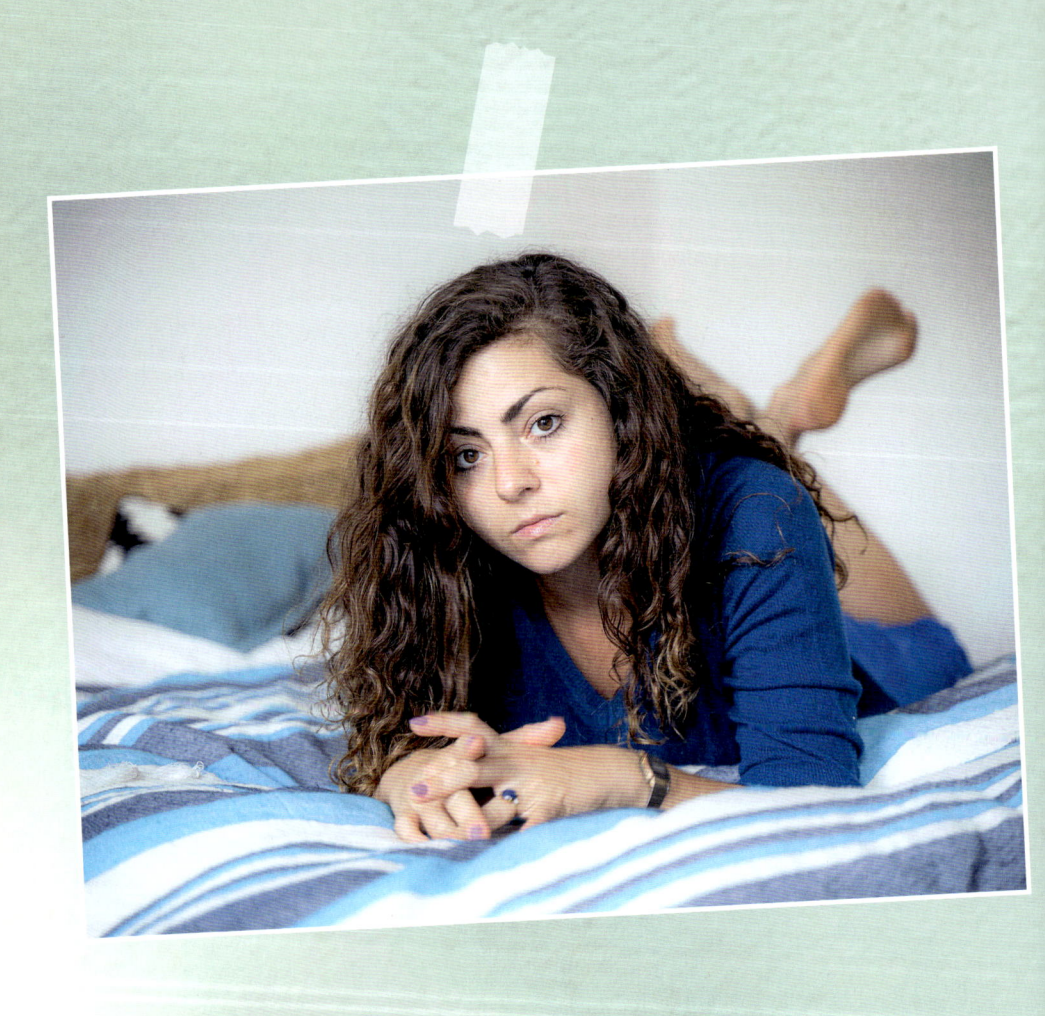

NACH DER DIAGNOSE – WIE GEHT ES WEITER?

Die MS ist bei dir festgestellt worden und lässt sich nicht mehr von der Hand weisen. Wie du nun weitermachst, wem du es erzählst und welche Therapiemöglichkeiten der Schul- und der alternativen Medizin es gibt, erfährst du in diesem Kapitel. Darüber hinaus erhältst du Tipps, wie du deinen Alltag, Familienplanung und Partnerschaft mit der Krankheit gestalten kannst, ohne den Mut zu verlieren, und wie du dir psychotherapeutische Hilfe holst, wenn du doch nicht mehr weiter weißt.

Wem erzähle ich von meiner MS?

Die Frage, wer von der Diagnose erfahren soll, wird sich dir je nach deinen Lebensumständen früher oder später stellen. Dabei gilt: Erst mal entscheidest du allein, wem du von der MS erzählen willst und wem nicht.

Es spricht nichts dagegen, fürs Erste eine kleine Notlüge zu erfinden – z. B. für den Arbeitgeber. Auf deiner Krankschreibung steht ja nicht drauf, was du hast. Du musst also nichts überstürzen. Wahrscheinlich wirst du deinen Partner oder deine Partnerin, deinen Mann oder deine Frau direkt einweihen. Auch deine Eltern wirst du wohl bald informieren wollen. Es ist wichtig, dass du jetzt nicht ganz allein dastehst. Wenn du also beispielsweise Single bist oder kaum intensive Freundschaften hast, dann suche dir anderweitig Verständnis und Gehör. Das kann zunächst auch der behandelnde Arzt sein oder die Seelsorge im Krankenhaus. Helfen kann auch ein Tagebuch, dem du deine Gedanken anvertraust. So musst du nicht mit dem Gefühl leben, die Gedanken steckten in dir fest. Sich ein Ventil zu verschaffen ist jetzt sehr wichtig.

Manche Menschen bevorzugen es, Dinge in solch schweren Zeiten mit sich selbst auszumachen. Auch wenn meine Erfahrung zeigt, dass es immer eine gute Idee ist, mit anderen Menschen zu reden, mag dies nicht der Weg sein, den du vorerst für dich wählst. Das hat seine Berechtigung, und natürlich solltest du dich nicht zwingen, mit einem anderen Menschen über deine Gefühle und Ängste zu sprechen.

Oft haben wir Angst, dass unser Umfeld uns ab nun stigmatisieren, ja vielleicht sogar ausgrenzen wird. Diese Ängste sind normal und wurzeln in einem tief sitzenden Unverständnis für chronisch kranke Menschen in der Gesellschaft. „Behindertsein" ist keine Beleidigung und auch kein Schimpfwort, wenn man diese Begrifflichkeit nicht missbraucht. Rufe dir immer wieder vor Augen: Du bist immer noch du. Und du bist so viel mehr als die MS.

> **!**
> Es ist wichtig, dass du jetzt nicht ganz allein dastehst.

Wer sich trotz dieser Ängste und Sorgen traut, den nächsten Menschen in seinem Umfeld von der MS-Diagnose zu erzählen, wird oft positiv überrascht. Viele Menschen sind gerne dazu bereit, Unterstützung zu bieten, erledigen Einkäufe oder haben auch einfach nur ein offenes Ohr. Oft entstehen so auch wunderbare neue Kontakte, manch einer entdeckt Beziehungen wieder, die er lange eingeschlafen geglaubt hat. Eine neue Vertrauensebene entsteht, die Beziehungen auch festigen und wachsen lassen kann.

Soll es mein Arbeitgeber wissen?

Die Frage lautet ganz bewusst, ob er es wissen soll – denn er muss es nicht wissen. In Deutschland bist du nicht dazu verpflichtet, deinem Arbeitgeber deine MS-Erkrankung mitzuteilen. Das gilt übrigens auch für ein Vorstellungsgespräch, solange deine MS kein Arbeitsrisiko darstellt, etwa bei der Bedienung von Maschinen. Eingeschränkte Arbeitsfähigkeit im Rahmen von Schüben darfst du allerdings verschweigen, auch wenn gezielt danach gefragt wird.

Erst einmal sei gesagt, dass MS nicht zur Arbeitsunfähigkeit führen muss. Viele Menschen mit MS gehen ganz normal ihrer Arbeit nach. Einige bis ins hohe Alter, andere müssen früher in Rente gehen oder die Arbeitszeit nach und nach herunterfahren. Nicht jeder Mensch mit MS braucht einen Schwerbehindertenausweis, denn nicht jeder Mensch mit MS ist oder wird automatisch behindert. Sollte bei dir eine Schwerbehinderung festgestellt werden, so musst du das – genau wie die Diagnose – deinem Arbeitgeber rein rechtlich nicht mitteilen, solange deine Krankheit die Sicherheit der von dir ausgeführten Tätigkeiten nicht beeinträchtigt. Schwerbehinderte genießen ein besonderes Kündigungsrecht, zudem kann ein Antrag auf Gleichstellung gestellt werden, wenn der Behindertengrad über 30 und unter 50 liegt. Informationen dazu gibt es bei der Schwerbehindertenvertretung

> **!**
>
> MS muss nicht zur Arbeitsunfähigkeit führen: Viele Menschen mit MS gehen ganz normal ihrer Arbeit nach.

in deinem eigenen Betrieb oder bei den Beratungsstellen der Deutschen Rentenversicherung.

Natürlich stellt sich aber die Frage, ob du dich dem Druck aussetzen möchtest, der mit einem Verschweigen der Krankheit einhergeht. Oftmals lässt sich eine MS-Erkrankung nur unter großen Mühen verstecken. Du musst Lügengeschichten erfinden, um den wahren Grund für gewisse Einschränkungen oder Schwankungen deiner Leistungsfähigkeit zu erklären. So groß der Schritt sein mag, den Arbeitgeber oder die Kollegen einzuweihen, so befreiend ist er doch. Das Versteckspiel zu beenden und zu sich selbst zu stehen ist ein großer Zugewinn an Energie und Selbstbewusstsein. Es muss ja nicht direkt nach der Diagnose sein, aber mit ein wenig zeitlichem Abstand solltest du diesen Schritt auf jeden Fall in Betracht ziehen.

Ich selbst habe kurz vor dem Launch meines Blogs meinen Chef eingeweiht, damit er es nicht erst online erfahren würde. Vor allem aber ging es mir darum, nicht mehr lügen zu müssen – und ich stieß von seiner Seite auf sehr viel Verständnis. Gemeinsam setzten wir uns dann mit den Kollegen zusammen, und ich erzählte, dass ich seit drei Jahren MS habe. Die meisten konnten das gar nicht glauben – und wirklich alle boten ihre Unterstützung an. Von diesem Tag an fiel es mir leichter, mich auch mal ein paar Tage krankschreiben zu lassen, wenn nichts mehr ging, oder an Tagen, an denen meine Kraft mich vor Arbeitsschluss verließ, früher zu gehen. Es wurde eine Gleitzeitregelung für mich eingeführt, die mir damals sehr dabei half, meine Kraft besser einzuteilen.

„Mama hat MS – und jetzt?"

Vor den eigenen Kindern halten viele Betroffene die Krankheit zunächst geheim. Der wahre Grund für zahlreiche Arztbesuche oder einen Krankenhausaufenthalt wird dabei vertuscht, damit die Kleinen sich keine Sorgen machen. Dieser Instinkt ist ver-

ständlich und soll dem Schutz der Kinder dienen: Sie sollen, so
der Gedankengang, nicht mit der einschneidenden Diagnose
konfrontiert werden, da diese für sie unverständlich und überfor-
dernd wäre. Auch möchte der betroffene Elternteil häufig weiterhin „stark sein" für die eigenen Kinder, und die Diagnose einer
Krankheit wird in unserer Gesellschaft beinahe immer mit
„Schwäche" in Verbindung gebracht. Auch die Sorgen, Ängste
und die Wut, die nach einer solchen Diagnose immer wieder auftreten können, „gehören sich nicht" bei uns, und Kinder könn-
ten davon verunsichert werden, die eigene Mutter oder den Vater
so verletzlich zu sehen.

Selbstverständlich hängt es von deiner persönlichen Einschätzung ab, und auch das Alter deiner Kinder spielt eine Rolle
dabei, ob und wann du ihnen von deiner MS erzählst. Ich möchte dir aber den Ratschlag geben, die feinen Antennen deiner Kinder für dein Befinden nicht zu unterschätzen. Erinnerst du dich
noch daran, wie du dich als Kind fragtest, ob es der Mama so
schlecht ging, weil du etwas Falsches getan hattest? Kinder nei-
gen dazu, die Schuld für die Stimmung der Eltern bei sich und in
ihrem eigenen Verhalten zu suchen. Zeitgleich haben sie ein sehr
feines Gespür für die Gemütslage und die Gesundheit der eigenen Eltern. Deine Kinder werden sich womöglich größere Sorgen
um dich machen, als sie müssten, wenn du sie nicht einweihst
und ihnen nichts von deiner Krankheit erzählst. Multiple Sklerose führt nicht direkt zum Tod, und es lässt sich in den meisten
Fällen gut mit ihr leben. Das ist eine Information, die auch deinen Kindern dabei helfen kann, besser einzuordnen, was mit
Mama oder Papa nun los ist.

Es gibt spezielle Literatur, die sich an Kinder von Menschen
mit Multipler Sklerose wendet, wie das Buch „Benjamin – meine
Mama ist besonders" der Kinderpsychiaterin und Psychothera-
peutin Barbara Steck. Solche Literatur kann dabei helfen, kindge-
recht zu erklären, was Multiple Sklerose ist, was sie mit dem El-

> **!**
>
> Es gibt spezielle
> Literatur, die sich
> an Kinder von
> Menschen mit
> Multipler Sklerose
> wendet.

ternteil macht und wie sie den Alltag eventuell beeinflussen kann oder wird.

Ein schamhafter Umgang mit der Diagnose kann bei den Kindern auch das Gefühl wecken, Mama oder Papa habe „ein schreckliches Geheimnis" oder „irgendwas Schlimmes". Ein offener Umgang, der dem Kind erklärt, was es mit der MS auf sich hat und wie sie sich bei dem betroffenen Elternteil auswirkt, beugt dem vor und holt die MS aus der Tabu-Ecke heraus.

Eine gute Idee ist es, die Aufklärung der Kinder ein wenig vorzubereiten und zu planen. Selbst ruhig bleiben, mit beruhigender Stimme sprechen – das mag nicht direkt nach der Diagnose gelingen, weswegen es ratsam ist, sich ein wenig Zeit zu lassen und auch den Partner oder die Partnerin zur Unterstützung einzubinden.

Hilfe einfordern und annehmen

Gehörst du auch zu den Menschen, die immer alles allein schaffen wollen und denen es wahnsinnig schwerfällt, Hilfe anzunehmen oder gar darum zu bitten? Damit bist du nicht allein. Es ist auffällig, wie perfektionistisch und stur die meisten Menschen mit MS sind, die mir bei meiner Arbeit begegnen. Umso wichtiger ist es zu lernen, wie man mit angebotener und benötigter Hilfe umgeht, denn mit ihr gewinnst du massiv an Lebensqualität.

Häufig empfinden wir angebotene Hilfe entweder als übergriffig oder als nicht ernst gemeint. Und es gibt sie tatsächlich, diese Menschen, die ein Hilfsangebot wie einen Vorwurf klingen lassen. Doch ich kann dich beruhigen: Der Großteil der Menschen hilft sehr gerne. Andere freuen sich, wenn sie gebraucht werden und du sie nicht zurückweist. Gönne ihnen dieses Gefühl!

Unterschätze also nicht die Beweggründe derer, die dir ihre Hilfe anbieten. Steh zu dir und deiner Krankheit, zu deinen Einschränkungen. Du hast MS, und damit hast du die Erlaubnis, dich unterstützen zu lassen. Du musst auch nicht erst absolut am

> **!**
> Du hast MS, und damit hast du die Erlaubnis, dich unterstützen zu lassen.

Ende deiner Kräfte sein, bevor du dich traust, angebotene Hilfe anzunehmen. Mit der Zeit und etwas Übung wirst du lernen, deine MS-Symptome als Warnzeichen für Überarbeitung wahrzunehmen. Diesem Signal solltest du nachgeben, sobald es sich meldet, und nicht erst, wenn gar nichts mehr geht.

So schwer es ist, Hilfe anzunehmen, umso schwerer fällt es meist, aktiv darum zu bitten. Gerade im beruflichen Umfeld trauen wir uns oft nicht, zu unseren Bedürfnissen zu stehen und die Kollegen um Unterstützung zu bitten. Hier kann es helfen, einen offenen Umgang mit der MS zu pflegen und nicht nur einen Kollegen, sondern mehrere einzuweihen. Umso besser können Aufgaben verteilt werden, solltest du wegen eines Krankheitsschubs oder Erschöpfung nicht in der Lage sein, sie zu erfüllen. Wichtig ist vor allem die Aufklärung der Kollegen: Nur weil du heute diese Aufgabe nicht erledigen kannst, heißt das nicht, dass es dir nie wieder möglich sein wird. Wenn du aktiv um Unterstützung bittest, wirst du sie leichter erfahren, als wenn du wartest, bis dein Hilfsbedürfnis von anderen gesehen wird.

Zögere nicht, dich im Fall des Falles an deinen Arbeitgeber oder deine Kollegen zu wenden. Es kann dir helfen, dich dabei besser zu fühlen, wenn du einen konkreten Vorschlag zur zeitlichen und personellen Umverteilung deiner Aufgabe machen kannst. Du könntest beispielsweise vorschlagen, das Projekt A für eine Woche ruhen zu lassen und das dringendere Projekt B von deinen Kollegen beenden zu lassen.

Solltest du in der Familie noch keinen Support bekommen, ist es nun an der Zeit, die im Haushalt anfallenden Aufgaben auf alle Mitglieder zu verteilen. Es gibt auch hier keinen Grund, alles allein zu machen, und du solltest aktiv und ohne Vorwurf, sondern ruhig und bestimmt die Aufgaben verteilen. Auch Kinder können kleinere Aufgaben übernehmen, und eine gerechte Aufteilung unter Partnern sollte selbstverständlich sein. Auch wenn es schwerfällt – versuche, dich nicht in die Opferrolle zu rücken. Ein klärendes, ruhiges Gespräch ist nachhaltiger und nervenschonender als ein Wutausbruch über einem Wäscheberg. Auch hier gilt: Sprich das Thema an, bevor es dir über den Kopf wächst!

Freunde können oftmals nicht nur bei der psychischen Bewältigung des Diagnoseschocks helfen, sie sind auch wahre Schätze bei anderen anfallenden Aufgaben. Scheue dich nicht davor, eine Freundin oder einen Freund zu bitten, dir beim Einkauf zu helfen oder dich zum Arzt zu fahren, wenn es dir dafür zu schlecht geht. Freundschaften sind nicht nur für die sonnigen Zeiten des Lebens gedacht und zeigen oft in solchen Krisenzeiten ihr wahres Gesicht. Freunde, die sich abwenden, werden so ganz natürlich herausgefiltert – die brauchst du nicht. Erfreue dich an den Freunden, die zu dir halten, und lass die anderen ziehen. Lieber einen wahren Freund als zwanzig Bekannte, die sich abwenden, sobald das Leben Wellen schlägt!

Auch wenn es dir anfangs schwerfällt: Zögere nicht, Hilfe von deiner Familie und von Freunden anzunehmen.

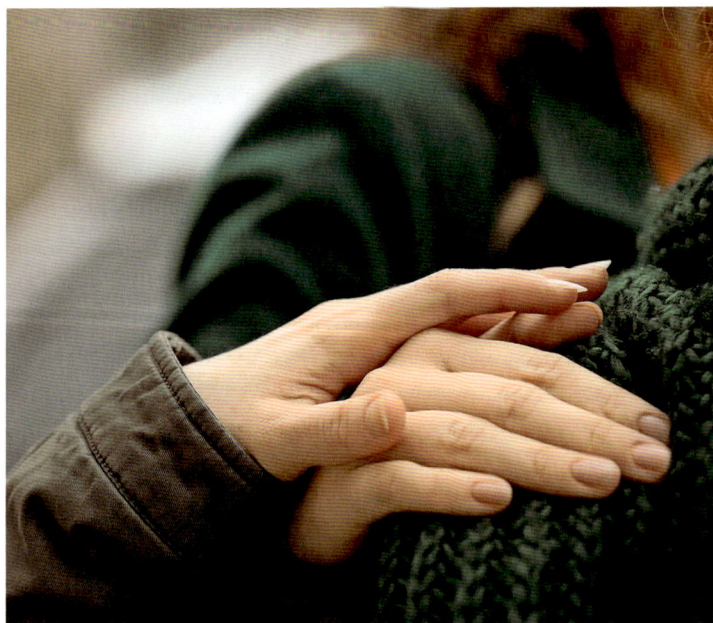

Therapiemöglichkeiten

Multiple Sklerose ist, so drückt man es aus, nicht heilbar, aber gut behandelbar. Dabei muss man zwischen zwei Zielen der Behandlung unterscheiden:

- Zum einen wird in einem akuten Schub zur **Schubtherapie** meist Kortison gegeben, das dabei helfen soll, dass die Entzündung schneller abklingt.
- Zum anderen wird meist eine **Basistherapie** und in besonderen Fällen auch eine **Eskalationstherapie** angewandt, um den Fortschritt der Krankheit aufzuhalten.

In diesem Abschnitt möchte ich dir die verschiedenen Therapieformen und Wirkstoffe vorstellen, mit denen Multiple Sklerose behandelt werden kann, und einige Tipps rund um die Kortisonstoßtherapie geben. Auch zeige ich einige alternative und begleitende natürliche Methoden auf, für die sich manche Betroffene entscheiden. Die Entscheidung für eine Therapie oder ein Medikament fällt nie leicht, schließlich lässt man sich für wahrscheinlich viele Jahre auf einen Wirkstoff ein, den man selbst kaum versteht. Auch die allgemeine Wirkung kann trotz aller wissenschaftlichen und klinischen Studien nicht garantiert werden, und so fragt man sich durchaus, was wohl das geringste Übel wäre.

!

Die Entscheidung für eine Therapie oder ein Medikament fällt nie leicht.

Der Schritt in die Basistherapie ist für viele Menschen auch deshalb so schwerwiegend, weil sie in dem Moment wohl oder übel die Multiple Sklerose als Teil ihres Lebens zulassen müssen. Damit ist die Krankheit weder angenommen noch verarbeitet, doch nun wird sie plötzlich ein Teil des Alltags und lässt sich somit auch nicht mehr ignorieren. Manchen Menschen tut es gut, das Gefühl zu bekommen, endlich etwas gegen die MS tun zu können. Andere wiederum verzweifeln und brauchen lange, um sich zu entscheiden. Wie es auch bei dir sein mag – sei dir sicher:

Tausende Menschen mit MS vor dir haben ihre eigene passende Therapie und ihren eigenen Umgang mit der verwirrenden Vielfalt der Präparate gefunden. Auch du wirst das schaffen!

Schubtherapie mit Kortison

Wenn du einen akuten Schub hast, wird dir dein Arzt sehr wahrscheinliche eine Kortisonstoßtherapie empfehlen. Diese Therapie gilt als Standardbehandlung für MS-Schübe. Dabei wird – meist über eine Infusion – an drei bis manchmal fünf aufeinanderfolgenden Tagen hochdosiertes Kortison gegeben. Die Dosis liegt dabei üblicherweise bei 1000 mg pro Tag.

Es kann vorkommen, dass eine erste Kortisontherapie nicht ausreicht und die Beschwerden noch einige weitere Tage bestehen. In diesem Fall wird häufig eine erneute Stoßtherapie angesetzt. Mache Ärzte verordnen nach der Infusion auch Kortisontabletten, um das Kortison langsam auszuschleichen.

Kortison wird vom Körper selbst in Form von Glukokortikoiden produziert. Diese Glukokortikoide sind Stresshormone und dienen dazu, das Immunsystem anzukurbeln und Entzündungen im Nervensystem zu hemmen. Das tut auch synthetisch hergestelltes Kortison, wenn man es in einer so hohen Dosis über einen kurzen Zeitraum verabreicht, nur effektiver.

Wie jedes Medikament hat auch Kortison Nebenwirkungen. Manche Menschen kommen mit ihm besser zurecht, andere nur ganz schwer. Du wirst mit deinem Arzt und mit viel Geduld und Feingefühl für dich selbst herausfinden müssen, wie du mit der Kortisontherapie klarkommst. Das Gute: Kortison wird nur dann verabreicht, wenn du einen Schub hast. Du musst es also nicht ständig nehmen.

Die häufigsten Nebenwirkungen von Kortison:

- Schwindel
- Schlaflosigkeit
- Rastlosigkeit

- sich wie „aufgeputscht" fühlen
- warme, manchmal brennende Haut im Gesicht und an den Händen
- extreme Erschöpfung
- sich erschlagen fühlen
- sich „neben der Spur" oder „wie im Film" fühlen
- Magenschmerzen
- Durchfall
- Herzrasen
- metallener Geschmack im Mund
- Stimmungsschwankungen

Einige dieser Nebenwirkungen treten direkt bei der Gabe auf – wie der schlechte Geschmack im Mund –, andere hingegen scheinen einen erst dann zu ereilen, wenn man seine letzte Infusion bekommen hat und denkt, es sei nun überstanden. Häufig haben sich zu diesem Zeitpunkt auch die Schubsymptome deutlich gebessert. Allerdings geht der leicht erregte Zustand, der unter der Therapie oft eintritt – immerhin ist Kortison wie erwähnt ein Stresshormon – dann manchmal in eine bleierne Erschöpfung über.

Auch habe ich bei vielen Menschen mit MS und auch bei mir selbst einen Hang zu einer getrübten Stimmung bemerkt, die immer nach einer solchen Stoßtherapie auftritt und mir ein Gefühl von Hoffnungslosigkeit, Antriebslosigkeit und generellem Kranksein gibt. Dieses Gefühl, das natürlich nicht bei jedem MS-Betroffenen unter Kortison auftritt, ist glücklicherweise vergänglich. Dennoch ist es gut zu wissen, was dich erwarten kann, um dann nicht völlig davon überrascht zu sein, dass die Therapie auch nach der Gabe noch Nebenwirkungen haben kann.

> **!**
> Es ist gut zu wissen, was dich bei einer Kortisonstoßtherapie erwarten kann.

Tipps für die Kortisonstoßtherapie

- Besprich die Gabe von Kortison eingehend mit deinem Arzt. Am Ende ist es deine eigene Entscheidung, ob du es nehmen möchtest oder nicht. Es gibt durchaus Menschen mit MS, die einen Schub „aussitzen". Langfristig hat die Gabe von Kortison keinen Einfluss auf das Fortschreiten der MS.
- Lass dir die Infusion morgens oder vormittags geben, da die aufputschende Wirkung dich sonst unruhig und schlaflos machen kann.
- Ein magenschonendes Präparat kann zur Kortisongabe zusätzlich eingenommen werden, um die Magenschleimhaut zu schützen.
- Solltest du nach der Gabe von Kortison Unruhe verspüren, kann ein Spaziergang in Absprache mit deinem Arzt guttun. Übernimm dich nicht, aber bewege dich so viel an der frischen Luft, wie es dir bekommt und möglich ist.
- Triff jetzt keine wichtigen Entscheidungen. Kortison kann einem das Gefühl von „Watte im Kopf" geben, deswegen vertage wichtige Dinge lieber. Ich habe die Erfahrung gemacht, dass dieser Zustand nach der Therapie noch etwa zwei Wochen lang anhält.
- Verzichte in dieser Zeit soweit es geht aufs Autofahren, da deine Reaktionsgeschwindigkeit eingeschränkt sein kann.
- Vermeide Fastfood, Zucker und Fertigprodukte. Setze auf frisches Gemüse und Obst, gesunde Fette und Öle, schonend gegartes und leicht bekömmliches Essen. Das tut nicht nur dem Magen, sondern auch der Seele gut.
- Verschiebe soziale Termine in den nächsten zwei Wochen nach hinten. Du wirst eventuell sehr ruhebedürftig sein und nur wenig Kontakt wollen. Das ist okay!
- Lass dich nach der Kortisongabe mindestens eine Woche, besser zwei Wochen krankschreiben. Das wird dir ungemein dabei helfen, nach dieser starken Therapie wieder zu dir zu finden.

- Du brauchst Ruhe, Schonung, Zeit für dich. Gib Haushaltsaufgaben soweit wie möglich ab, mach, was dir guttut, und übernimm dich nicht.

Basistherapie

Gab es früher nur Beta-Interferon als klassischen Wirkstoff zur Behandlung von MS, so sind heute zahlreiche Wirkstoffe und Präparate für diesen Zweck auf dem Markt. Dein Arzt wird mit dir gemeinsam die verschiedenen Präparate durchgehen, die zu deinem Verlauf passen und den Fortschritt der Krankheit aufhalten sollen. Oftmals wird dir auch eine MS-Schwester an die Seite gestellt, die dir alle deine Fragen rund um Darreichung und Einnahme, Wirkungsweise und Nebenwirkungen beantworten kann.

!

Dein Arzt wird mit dir gemeinsam die verschiedenen Präparate durchgehen, die zu deinem Verlauf passen.

Lass dich nicht damit abspeisen, dass man dir im Krankenhaus einfach einen Schwung bunter Broschüren mit lachenden Menschen darauf in die Hand drückt. Das erscheint in diesem Moment skurril und unpassend, und die Informationen in diesen Broschüren ähneln sich oft stark (bis auf die genaue Wirkweise und Einnahme der jeweiligen darin beworbenen Therapie). Es ist meiner Meinung nach immer besser, einen Arzt (oder auch mehrere!) zu befragen, welche Therapie die beste für dich ist. Dabei spielen viele Faktoren eine wichtige Rolle:

- Wie sieht dein Alltag aus?
- Welchen MS-Typ hast du wahrscheinlich?
- Wie aggressiv ist deine MS?
- Hast du bestimmte Einschränkung oder Wünsche in Bezug auf dein Medikament?

Viele Ärzte raten den sofortigen Beginn einer immunmodulatorischen oder immunsuppressiven MS-Therapie:

- immunsuppressive Wirkung: Diese Medikamente unterdrücken das Immunsystem und beugen damit Überreaktionen desselben vor, so dass es sich seltener selbst angreift.

- immunmodulatorische Wirkung: Diese Medikamente eliminieren oder bremsen nur bestimme Zellen des Immunsystems. Sie zählen zu den neueren MS-Therapien.

Auch wenn Studien belegen, dass ein früher Therapiestart den Verlauf deiner MS günstig beeinflusst, solltest du so etwas nicht komplett überstürzen, sondern dir bewusst darüber werden, was du willst. Es ist auch legitim, mit deinem Arzt die Möglichkeit zu besprechen, keine Basistherapie einzunehmen. Mir ist allerdings bisher noch kein Neurologe begegnet, der diesen Weg für den besseren hielt.

Die gängigsten Präparate der Basis- und Eskalationstherapie und deren mögliche Nebenwirkungen

WIRK-STOFF	MARKEN-NAME	HERSTELLER	DAR-REICHUNGS-FORM	HÄUFIGKEIT DER EINNAHME	MÖGLICHE NEBENWIRKUNGEN (SEHR HÄUFIG UND HÄUFIG AUFTRETEND, ALSO IN MEHR ALS 10 % DER FÄLLE)
Beta-Interferon	Rebif® Avonex® Betaferon®	Merck Biogen Bayer	Spritzen unter die Haut oder in den Muskel	je nach Präparat alle zwei bis drei Tage oder alle ein bis zwei Wochen	Fieber und Schüttelfrost, Muskelkater, Abgeschlagenheit, Entzündungen und Schmerzen an der Einstichstelle, depressive Verstimmung
Glatimer-acetat	Copaxone®	Teva	Spritzen unter die Haut	3 x wöchentlich	Infektionen, Grippe, Krankheitsgefühl, Depression, Angstzustände, Schmerzen an der Einstichstelle, Kopfschmerzen, Erschöpfung

WIRK-STOFF	MARKEN-NAME	HERSTELLER	DAR-REICHUNGS-FORM	HÄUFIGKEIT DER EINNAHME	MÖGLICHE NEBENWIRKUNGEN (SEHR HÄUFIG UND HÄUFIG AUFTRETEND, ALSO IN MEHR ALS 10 % DER FÄLLE)
Teriflun-omid	Aubagio®	Sanofi	Tabletten	1 x täglich	Kopfschmerzen, Durchfall, Übelkeit, Haarausfall, Anstieg der Leberenzyme im Blut, Grippesymptome, Harn-wegsinfekte, Angst, Herz-klopfen
Dimethy-fumarat	Tecfidera®	Biogen	Tabletten	2 x täglich	Gesichts- und Hautrötungen („Flush"), Magenschmerzen, Durchfall, juckende Haut
Cladribin	Mavenclad®	Merck	Tabletten	in Phasen eingeteilt: 4 x eine Woche pro Monat, dann zwei Jahre Pause	Lymphopenie, Herpes-Zoster-Erkrankungen, Ausschlag
Natali-zumab	Tysabri®	Biogen	Infusion	1 x monatlich	Harnwegsinfekte, Halsschmer-zen, juckende Quaddeln, Übelkeit, Schwindel, Kopf-schmerzen, Abgeschlagenheit, Fieber, höheres Risiko für PML
Fingolimod	Gilenya®	Novartis	Tabletten	1 x täglich	Grippe, Nasennebenhöhlen-entzündungen, Rücken-schmerzen, Kopfschmerzen, Husten, Herpeserkrankungen, juckender Hautausschlag
Alemtu-zumab	Lemtrada®	Sanofi Genzyme	Infusion	in zwei Behandlungs-phasen: erst fünf Tage aufeinander-folgend, nach zwölf Monaten Pause drei Tage aufeinander-folgend	Ausschlag, Kopfschmerz, Fieber, Atemwegsinfektionen, erhöhtes Risiko für die Autoimmunimmunität (Schilddrüsenerkrankungen, Infektionen)

(Stand Mai 2019, kein Anspruch auf Vollständigkeit)

Zu alternativen Therapien liegen keine oder nur unzureichende Studien vor.

Alternative MS-Therapien

Da dein Arzt dich in aller Regel nicht auf alternative Therapien hinweisen wird, möchte ich der Vollständigkeit halber diese Optionen nicht auslassen. Hierbei sei gesagt, dass zu diesen Therapien keine oder nur unzureichende Studien vorliegen. Wirklich aussagekräftige Studien durchzuführen ist extrem teuer und für Therapien, die jenseits der Pharmaindustrie entwickelt werden, meist schlichtweg nicht finanzierbar.

Ich möchte an dieser Stelle auch keine dieser Therapien empfehlen oder in ein gutes oder schlechtes Licht rücken. Sie gehören für mich – ob als alleinige Behandlung der MS oder in Begleitung zu einer pharmazeutischen Basistherapie – aber trotzdem mit in dieses Kapitel. Besprich alle deine Entscheidungen mit einem Arzt (es muss ja nicht immer der Gleiche sein) und handle nicht unüberlegt. Alle Therapien – ob pharmazeutisch oder alternativmedizinisch – erfordern eine gewisse Disziplin bei der Einnahme sowie gewisse Lebensumstellungen. Diese sind also Pflicht und als Bestandteil der Therapie, nicht als freiwillige Ergänzungen anzusehen. Ich stelle dir hier drei Therapien vor. Das Coimbra-Protokoll erhält am meisten Raum, weil ich es selbst ausprobiere und sehr gute Erfahrungen damit gemacht habe.

Das Coimbra-Protokoll

Das Coimbra-Protokoll ist mitnichten eine Therapie, die man mal so eben im Vorbeigehen macht, sondern eine Therapie, bei der man sich an strenge Regeln halten muss und die nur in ärztlicher Begleitung eines ausgebildeten Protokoll-Arztes durchgeführt werden darf.

Was ist das Coimbra-Protokoll? Das Coimbra-Protokoll wird nicht nur von Menschen mit MS, sondern auch von Menschen mit Hashimoto, Lupus, Fibromyalgie und anderen Autoimmunerkrankungen angewendet. Dennoch bilden den Großteil der Anwender wohl Leute mit MS. Es ist eine nicht anerkannte, ärztlich begleitete Therapie, die auf der Gabe von ultrahochdosiertem Vitamin D basiert. Der brasilianische Forscher und Neurologe Dr. Cicero Coimbra forscht seit 2002 an dem Effekt, den Vitamin D auf das Immunsystem von Menschen mit Autoimmunerkrankungen haben kann. Dabei fiel ihm auf, dass Menschen, die beispielsweise MS haben, eine Verwertungsstörung von Vitamin D aufweisen. Coimbra begann daraufhin, diesen Menschen immer höhere und als toxisch eingestufte Dosen Vitamin D (und andere, individuell zusammengestellte Nahrungsergänzungsmittel) zu verabreichen. Dabei wurden Blut- und Harnwerte engmaschig kontrolliert, um einer Schädigung der Nieren durch Hyperkalzämie, also eine Anhäufung von Kalzium, und einer Schädigung der Knochen durch Osteoporose vorzubeugen.

Es gibt zahlreiche Studien, die auf einen Zusammenhang von einem Sonnenlicht- und damit Vitamin-D-Mangel mit dem Entstehen, also auch mit dem Verlauf von MS hinweisen. Aktuell wird zum Beispiel an der Berliner Charité eine solche Studie durchgeführt, und wissenschaftliche Ergebnisse belegen, dass Vitamin D das Immunsystem moduliert. Dr. Cicero Coimbra hat bereits in den frühen Nullerjahren damit begonnen, in enger ärztlicher Begleitung die Vitamin-D-Dosis so zu erhöhen, dass sie allgemeinhin als toxisch, also als giftig gelten würde.

Das Erstgespräch mit dem Protokoll-Arzt Erst wurde ich zu meinem Krankheitsverlauf, dann allgemein dazu befragt, wie ich lebe und was für eine Person ich sei. Als der Arzt mich fragte, ob ich eher ungeduldig sei, musste ich fast lachen, weil ich tatsächlich sehr ungeduldig bin. Er meinte, eine solche Ungeduld sei sehr typisch für Menschen mit MS. Er befragte mich auch, wie ich mich ernähre, wie viel ich schlafe und ob ich meditiere, und verordnete mir tatsächlich Meditation als Teil der Therapie. Auch riet er zu einer begleitenden Psychotherapie, um Ängsten besser zu begegnen und nicht so schnell in Stress zu geraten oder aus der Haut zu fahren.

!

Beim Coimbra-Protokoll ist Meditation ein Teil der Therapie.

Innerhalb des ersten halben Jahres kann beim Coimbra-Protokoll eine Remission, also ein kompletter Stillstand der MS eintreten. Jedoch hängt die Zeitspanne bis zur Remission von vielen Faktoren ab: der Verlaufsform der MS, der Schwere der Krankheit und wie lange man sie schon hat. Ist man in Remission, dann können sich, wenn man Glück hat, auch Schübe zurückbilden, die in den letzten zwölf Monaten dazugekommen sind. Unter dem Schwindel litt ich schon länger, aber er war erst vor ungefähr zehn Monaten wirklich stark geworden. Auch die Taubheitsgefühle in meiner linken Körperhälfte waren recht neu, und so war ich zuversichtlich.

Mein Protokoll-Arzt bremste mich gleich: Das Protokoll ist dafür da, dass die MS nicht weiter voranschreitet, nicht dafür, dass man „danach wieder gesund" ist. Das Protokoll wird mich nicht heilen, aber es kann dazu führen, dass ich deutlich weniger Symptome habe, und vor allem dazu, dass ich, wenn ich mich an die Regeln halte, nicht mehr mit der druckenden Angst vor einer Verschlimmerung herumlaufen muss.

Auf die Anamnese folgte eine körperliche Untersuchung mit den üblichen neurologischen Tests. Die Ergebnisse waren wie erwartet: leicht eingeschränktes Empfinden links, Schwindel. Nichts Neues also, aber so leicht, dass der Protokoll-Arzt mir besonders gute Chancen in Aussicht stellte – das stimmte mich natürlich unglaublich optimistisch! Die Blutwerte, die ich mitgebracht hatte, wurden kontrolliert, und mir wurde meine Einstiegsdosis Vitamin D sowie eine breite Palette anderer Nahrungsergänzungsmittel verschrieben.

Meine Erfahrungen Ich bestellte also eine ganze Wagenladung verschiedener, auf mich abgestimmter Nahrungsergänzungsmittel, die bald darauf eintrafen – eine ganze Menge an Pillen und Kapseln, die ich erst mal sortieren musste. Etwas schwieriger war die Ernährungsumstellung, die beim Protokoll absolutes Pflichtprogramm ist. Man muss sich – vor allem – kalziumarm ernäh-

> **!**
>
> Man muss sich beim Coimbra-Protokoll vor allem kalziumarm ernähren.

ren. Das hat den Hintergrund, dass das hochdosierte Vitamin D dafür sorgt, dass alles mit der Nahrung und mit dem Wasser aufgenommene Kalzium durch die Nieren geleitet wird. Normalerweise scheidet man das direkt wieder aus, wenn aber zu viel Kalzium durch die Nieren gejagt wird, können sich dort Nierensteine bilden. Eine Hyperkalzämie, also eine Kalziumvergiftung, droht – und im schlimmsten Fall kann man sogar eine Niere verlieren (wenn man sich nicht an die Regeln hält).

Das bedeutet: keine besonders kalziumhaltigen Lebensmittel mehr. Plötzlich keine Nüsse, keine Samen und keine Milchprodukte mehr essen zu dürfen, ist schon eine der härteren Coimbra-Protokoll-Erfahrungen. Anstrengend war es auch, dass ich kein Leitungswasser mehr trinken durfte. Denn das Berliner Leitungswasser enthält bis zu 150 mg Kalzium pro Liter, und das Wasser meiner Wahl nur 17 mg pro Liter. Das heißt: Ab jetzt musste ich Wasserkisten in den vierten Stock schleppen. Aber ich weiß, dass das die Grundlage dafür ist, dass das Coimbra-Protokoll sicher ist.

Nicht jede Person, die das Protokoll macht, muss auf Leitungswasser und komplett auf Nüsse verzichten. Mein Protokoll-Arzt empfiehlt es jeder Person, egal wie hoch oder niedrig das Kalzium ist, aber es gibt auch viele „Coimbristas", die Leitungswasser trinken. Da ich sowieso schon sehr viel Kalzium im Blut habe, gilt diese Regel für mich persönlich besonders streng. Erkundige dich bei deinen Stadtwerken nach dem Kalziumgehalt im Leitungswasser!

In den ersten zwei Wochen verspürte ich kaum eine Änderung, was ja nicht verwunderlich war. Ich war etwas launisch, sehr emotional und natürlich – immer noch – aufgeregt. Und ich hatte auch ein wenig Angst, dass ich die falsche Entscheidung getroffen habe … Einen guten Monat nach dem Beginn meiner neuen Therapie hatte ich mein vorheriges Medikament komplett ausgeschlichen. Ich fühlte mich sehr gut und litt fast gar nicht mehr unter Schwindel. Dieser war sonst bei jeder auch noch so kleinen Anstrengung aufgetaucht und quasi mein ständiger Begleiter geworden. Jetzt? Nichts! Ich traute mich, das erste Mal wieder eine lange Nachtschicht auf einem Festival zu arbeiten. Also: Stress pur!

Im letzten Jahr hatte Stress immer dazu geführt, dass eine Taubheit mein Bein und meinen Arm auf der linken Seite durchfloss wie zäher Sirup. Ich konnte quasi die Uhr danach stellen: Hatte ich Stress oder Zeitdruck, wurde meine Seite unangenehm gefühllos. Nicht komplett taub, sondern eher versteift und irgendwie abgeschwächt in der Wahrnehmung. Und siehe da: Ich arbeitete, ich hatte Stress – und nichts. Am Morgen nach meiner ersten Schicht fiel ich so glücklich ins Bett, wie ich lange nicht mehr gewesen war. Das ganze Festival stand ich problemlos durch, und auch in den Tagen und Wochen danach ging es mir immer besser.

> **!**
>
> Und siehe da: Ich arbeitete, ich hatte Stress – und nichts.

Schlechter wurde es im zweiten Monat gar nicht, im Gegenteil. Ich trieb viel Sport – auch das ist Pflichtprogramm im Coimbra-Protokoll – und aß gesund (wenn auch wieder mehr Fisch und Eier, weil mir ja sonst fast nichts mehr bleibt, was keine Kohlenhydrate hat, die ich nicht im Übermaß essen möchte).

Der dritte Monat war sehr anstrengend, vor allem psychisch gesehen. Ich war so abgelenkt von anderen, tiefer liegenden Dingen, dass ich mit der MS das erste Mal seit meiner Diagnose einfach quasi „nichts mehr am Hut hatte". Es ging mir nicht gut, aber nicht im Bezug auf meine MS! Ich schluckte weiterhin brav meine gefühlt hundert Nahrungsergänzungsmittel am Tag, achtete auf Ernährung und Sport – und schlitterte einmal knapp an der Hyperkalzämie vorbei, als ich einen Tag lang doch nur Leitungswasser getrunken hatte. Ich setzte das Vitamin D einige Tage ab, und meine Werte normalisierten sich wieder, aber das hatte mich natürlich sehr erschreckt und ich beschloss, ab nun noch pedantischer auf alles zu achten, was ich mir zuführte.

Natürlich treten auch bei mir immer noch dann und wann Symptome auf, vor allem die Missempfindungen im linken Bein und Arm. Diese sind aber deutlich seltener geworden und kommen jetzt nur noch, wenn ich zu wenig schlafe oder mich körperlich stark verausgabe. Bei rein mentalem Stress treten sie momentan nicht mehr auf.

Beim Kontroll-MRT dann: keine Aktivität, keine Veränderung. Tatsächlich wurde mir mitgeteilt, dass es so aussehe, als heilten die Läsionen bei mir gerade ab. Ich glaube, dass die Remission vom Coimbra-Protokoll deutlich unterstützt wurde. Die Mediziner vor Ort stellten fest, dass sich auch einige sensible Störungen bei mir zurückgebildet zu haben schienen – der Schwindel etwa, und vor allem die Missempfindungen auf meiner linken Seite. Ich solle einfach so weitermachen wie bisher, sagte man mir, und ich grinste in mich hinein.

Ich bin sehr froh, dass ich mich für diese Therapie entschieden habe. Dennoch will ich niemanden bekehren – schau selber, ob diese Therapieform für dich passt! Es gibt inzwischen fast 30 Ärzte und Ärztinnen im deutschsprachigen Raum, die von Dr. Coimbra kostenfrei ausgebildet wurden und das Protokoll durchführen.

Das Wahls-Protokoll

Dr. Terry Wahls hat ein auf ihren Forschungen zur Biochemie basierendes Programm entworfen, das vor allem auf einer radikalen Ernährungsumstellung basiert. Bei dieser Ernährungsform wird auf Kohlenhydrate und Zucker fast komplett verzichtet. Fleisch, vor allem auch Innereien, Gemüse, Algen und bunte Früchte spielen dafür eine tragende Rolle. Ernährungs- und Umweltgifte werden so eliminiert. Dr. Terry Wahls verficht eine fettbasierte Ernährung, die auf den Prinzipien der Paläo-Ernährung fußt; es sind zahlreiche Publikationen von ihr online erhältlich.

Terry Wahls ist selbst an Multipler Sklerose erkrankt und hat sich mit der von ihr entwickelten Therapie ihr Leben „zurückgeholt". Sie saß bereits im Rollstuhl und war stark eingeschränkt. Heute ist sie sportlich aktiv, schubfrei und setzt alles daran, die Forschung für ihre Therapie weiter voranzutreiben.

Das „Overcoming Multiple Sclerosis"-Programm

Das von George Jelinek entwickelte OMS-Programm basiert auf sieben Schritten, die ein MS-Betroffener in seinem Leben ändern sollte:

- Ernährung: pflanzenbasiert, fettbasiert, milchfrei
- Vitamin D/Sonnenexposition erhöhen
- Sport
- Meditation
- Basistherapie
- Vorbeugung der Erkrankung bei Nachkommen
- Lebensveränderung/Sinnfindung

George Jelinek ist Leiter der neuroepidemiologischen Abteilung der Melbourne School of Population and Global Health an der University of Melbourne, Australien. Er ist ein international führender Experte auf dem Gebiet der Erforschung und Behandlung von Multipler Sklerose. George Jelinek entwickelte das Programm aufgrund einer familiären Neigung, an MS zu erkranken. Er hat selbst Multiple Sklerose und lebt dank des von ihm entwickelten Programms schubfrei und gesund. Erfahrungsberichten zufolge ist sein Programm einfacher in den Alltag zu integrieren als etwa das Wahls-Protokoll.

Reha und Physiotherapie

Als weitere begleitende Therapiemöglichkeiten sind auch die physischen Therapien wie Rehabilitation (kurz Reha) und Physiotherapie bzw. manuelle Therapie zu erwähnen.

Je nach Schwere eines Schubs kann auf die Kortisonstoßtherapie eine Reha angeordnet werden. Hier wird in teilweise langer
Arbeit das wieder erlernt, was die MS zerstört hat. Auch lernt man
hier bei Bedarf den Umgang mit Hilfsmitteln. Zudem dient die
Reha auch der geistigen Erholung und dem Kraftschöpfen. Sie
bietet meist eine Flucht aus dem stressigen, überfordernden Alltag und zeigt dir neue Wege und Mittel auf, die den Umgang mit
der Krankheit und etwaigen von ihr herrührenden Einschränkungen erleichtern.

Eine Physiotherapie wird vielen Menschen mit MS verschrieben. Sie dient der Kräftigung der Muskeln und der (Wieder-)Erar-
beitung von motorischen Fähigkeiten und kann dabei helfen,
mobil zu bleiben. Der Physiotherapeut weiß, welche Symptome
wie gebessert werden können, und arbeitet meist eng mit dem
Neurologen, dem Orthopäden oder beiden zusammen. Bei einer
chronischen Krankheit wie der MS ist es wichtig, eine solche Therapie kontinuierlich durchzuführen. Verordnete Übungen für zu
Hause solltest du auch tatsächlich praktizieren, um den maxima-
len Erfolg mit der Therapie zu erreichen.

> !
>
> Verordnete
> Übungen für zu
> Hause solltest du
> auch tatsächlich
> praktizieren, um
> den maximalen
> Erfolg mit der
> Therapie zu
> erreichen.

Manuelle Therapie und Massagen, die ebenfalls vom Neurologen und Orthopäden verschrieben werden können, sind besonders hilfreich bei der Linderung von Schmerzen und Spastiken.
Auch hier kann ich eine längere, häufigere Anwendung empfehlen, da sie den Alltag ungemein erleichtern und verbessern und
einen wertvollen Beitrag zur Schmerzlinderung leisten kann.
Sprich deinen Arzt also unbedingt darauf an. Menschen mit MS
stehen dank eines anderen Abrechnungsschlüssels für die Krankenkassen auch mehr Physiotherapiestunden zur Verfügung als
Menschen ohne chronische Krankheit.

Familienplanung und Partnerschaft

Die Diagnose MS wird meistens im Alter zwischen 20 und 40 gestellt, und Frauen sind etwa doppelt so oft wie Männer betroffen. In dieser Lebensphase beschäftigen sich viele junge Menschen natürlich auch mit dem Thema Familienplanung. Die Frage, ob du nun noch Kinder bekommen kannst, wird sich dir also vielleicht bald nach der Diagnose stellen.

Kann ich mit MS Kinder bekommen?

Um es vorwegzunehmen: Ja, du kannst auch mit MS Kinder bekommen und eine Familie gründen. Es gibt glücklicherweise zahlreiche Studien, die das belegen. Ärzte und MS-Schwestern sind für diesen Fall bestens geschult, und auch die Medikamentenhersteller haben zu ihrem ganz bestimmten Medikament Vorschriften, wie sich dieses mit einer Schwangerschaft vereinbaren lässt. Bei all diesen Anlaufstellen findest du also konkrete, zu deinem MS-Verlauf und deiner Geschichte passende Beratung.

Multiple Sklerose ist keine klassische Erbkrankheit. Das heißt, dass sie nicht direkt vererbt wird. Sollte ein Elternteil von MS betroffen sein, liegt die prozentuale Chance des Kindes, selbst an MS zu erkranken, bei etwa 2 %. Die verfügbaren, auf Studien basierenden Zahlen variieren dabei zwischen 1 % und 3 %. Als Vergleich liegt die Wahrscheinlichkeit, an MS zu erkranken, bei einem Kind ohne Elternteil mit MS bei etwa 0,1–0,2 %. Dennoch muss es natürlich beim eigenen Kind – und zwar zu etwa 98 %! – nicht zu einer MS-Erkrankung kommen. Denn beim Ausbruch der MS spielen Studien zufolge andere Einflüsse eine größere Rolle als die Genetik. Hier werden etwa Umwelteinflüsse, Vitamin-D-Mangel, Rauchen, Stress und Traumata als mögliche Auslöser der MS genannt. Es liegt also gar nicht so viel an den Genen, wie man glauben mag. Viel hängt mit dem Lebensumfeld und der Lebensgestaltung des Kindes zusammen.

!

Es liegt gar nicht so viel an den Genen, wie man glauben mag.

Haben beide Elternteile MS, steigt die Wahrscheinlichkeit, dass das Kind ebenfalls an MS erkrankt, auf etwa 20 %. Bekommt eines der Kinder MS, ohne dass die Eltern selbst erkrankt sind, liegt das Risiko der Geschwister, ebenfalls an MS zu erkranken, bei etwa 3 %.

Natürlich solltest du, abgesehen davon, dass MS nicht direkt vererbt wird, mit deinem Arzt, deinem Partner und deiner MS-Schwester über deinen Kinderwunsch sprechen. Gegebenenfalls muss die Therapie angepasst oder pausiert werden. Besteht direkt zur Zeit der Diagnose ein Kinderwunsch oder eine Schwangerschaft, muss auch die Gabe von Kortison und der sofortige Beginn einer Basistherapie genau überlegt und mit dem Arzt besprochen werden. Auch regelmäßige Vorsorgeuntersuchungen während der Schwangerschaft sind in diesem Fall besonders wichtig. Beim Pausieren oder Absetzen der Medikamente bedarf es – wie bei allem – einer engen Absprache mit dem behandelnden Arzt.

Während einer Schwangerschaft haben Frauen zudem deutlich seltener Schübe. Die Krankheitsaktivität sinkt häufig, da entsprechende Hormone vom Körper selbst produziert werden. Nur etwa ein Drittel der Schwangeren hat in den ersten Schwangerschaftsmonaten noch Schübe. Gegen Ende der Schwangerschaft und nach der Geburt jedoch steigt das Risiko erneut an. Hierfür mögen die hormonelle Umstellung, Stress, Schlafmangel und auch die Umstellung im Alltag Gründe sein. Etwa 30 % aller Frauen mit MS erleben nach der Geburt einen Schub. Die Zeit nach der Geburt ist aufregend und anstrengend, und gerade wenn du durch die MS eingeschränkt bist, ist es jetzt ganz wichtig, dass du dir Hilfe suchst. Das kann natürlich der Partner sein, aber auch Verwandte und bestimmte Beratungsstellen.

Auch deinen persönlichen Umgang mit der geringen Möglichkeit der Vererbung bestimmter Anlagen für MS kannst und wirst nur du selbst zusammen mit deinem Partner herausfinden können. Generell spricht aber bei MS nichts dagegen, Kinder zu bekommen. Die Frage, wie das Familienleben sich mit der MS vertragen wird, kannst du nur beantworten, indem du diese Erfahrung selbst machst.

Das schaffen wir gemeinsam: Partnerschaft und MS

Deinen langjährigen Partner wirst du wahrscheinlich schon zur Zeit der Diagnosestellung einweihen, da dieser Mensch dir am nächsten steht. Auch für deinen Partner wirft dieser Schock viele Fragen auf: Wie geht es nun weiter mit der Beziehung? Wie wird sie sich aufgrund der Diagnose verändern?

!

Auch für deinen Partner wirft die Diagnose MS viele Fragen auf.

Oft trägt das gemeinsame Befragen von „Dr. Google" noch zur allgemeinen Verunsicherung beider Partner bei. Auch die Ärzte haben selten Zeit, sich mit den speziellen Bedürfnissen von Paaren im Hinblick auf die MS auseinanderzusetzen. Dieses Thema ist jedoch meiner Meinung nach von höchster Wichtigkeit, denn MS kann und wird wahrscheinlich euren Alltag als Paar in der einen oder anderen Weise verändern. Mein erster Ratschlag lautet aber dennoch: Erst mal kommst jetzt du. Auch wenn dein Partner dich mit Fragen löchert, wenn er damit nicht fertig zu werden scheint, wenn ohne dich der Haushalt über seinem Kopf zusammenzubrechen droht. Gerade ist es einfach nur wichtig, dass du dich um dich selbst kümmerst. Keine Lügen, kein Schonen, kein Kleinreden deiner Ängste. Scheint dein Partner absolut mit deiner Situation überfordert, dann suche bei jemand anderem Gehör, vielleicht bei einem Elternteil oder einem Freund, einer Freundin. Gerade geht es darum, dass du wieder ein wenig Boden unter die Füße bekommst. Vertrau deinem Partner in diesem Moment. Er ist erwachsen und wird es schon hinbekommen. Aber du brauchst genau diesen Stress nun nicht auch noch zusätzlich. Sollten Vorwürfe von seiner Seite kommen, versuche sachlich zu bleiben und eine Diskussion darüber auf die Zeit nach dem Krankenhaus zu verschieben.

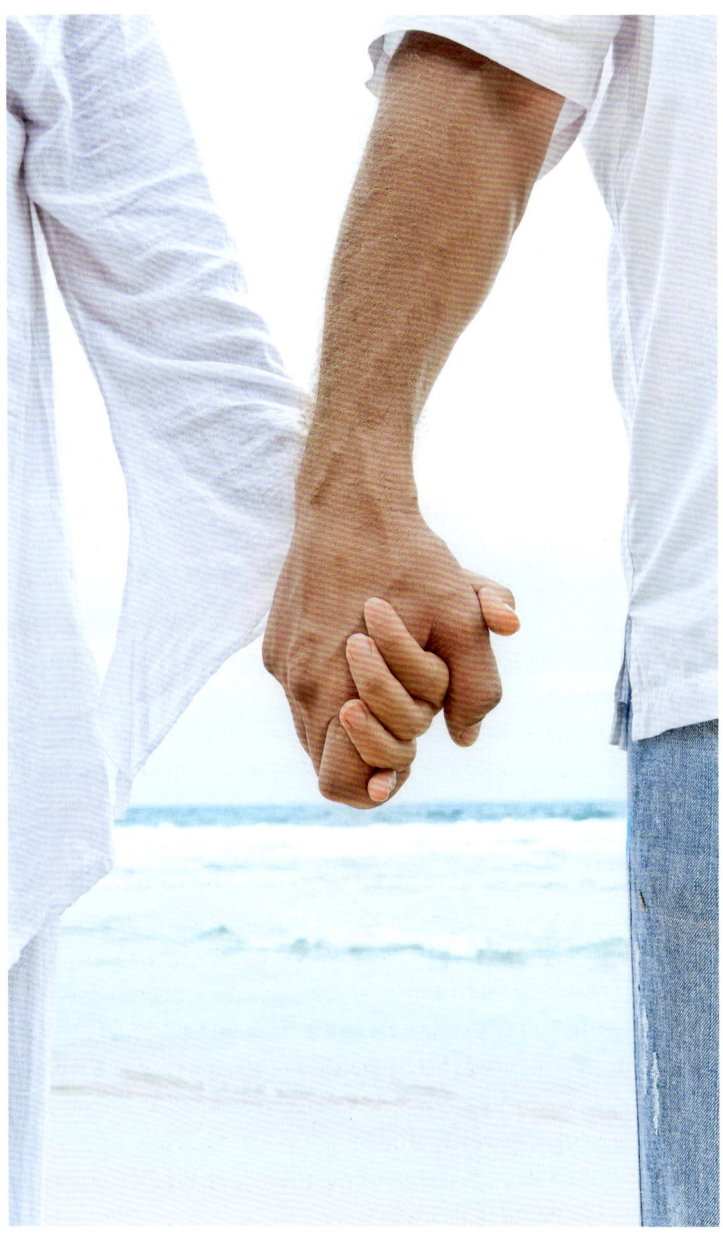

Ist der erste Schreck der Diagnose abgeklungen, könnt ihr gemeinsam überlegen, wir ihr mit der Erkrankung umgeht.

Ist der erste Schreck einmal abgeklungen, ist noch genug Zeit, einen gemeinsamen Umgang mit der Erkrankung zu finden. Es kann eine gute Idee sein, deinen Partner zu einem Gespräch bei deinem Arzt oder deiner MS-Schwester mitzunehmen. Auch er wird viele Fragen haben, die hier viel besser als von dir selbst beantwortet werden können. Ein Tipp: Bitte deinen Partner, seine Fragen vor diesem Termin aufzuschreiben. In der Aufregung werden sie sonst leicht vergessen. Gib deinem Partner auch die Chance, allein mit dem Arzt oder der Schwester zu sprechen, genau wie auch du das Recht hast, deinen Arzt allein aufzusuchen.

Auch wenn diese Zeit häufig sehr emotional ist, bringt es nun doch nichts, den Kopf zu verlieren. Auch ein gemeinsames „Teufel-an-die-Wand-malen" ist kein schöner Sport. Weint zusammen, lacht zusammen, flucht zusammen – aber rafft euch auch wieder auf. Es macht Sinn, sich gemeinsam zu informieren. Achtet hier auf die Quellen der Informationen, denn nicht alles, was ihr im Internet oder in Büchern findet, ist auch so korrekt. Prüft also die Herkunft der Informationen, bevor ihr euch davon für lange Zeit einen großen Schreck einjagen lasst oder eine zu große Hoffnung auf Heilung hegt. Dennoch ist es natürlich notwendig, dass ihr euch gemeinsam über die Risiken informiert, die die Multiple Sklerose birgt.

Auch der Alltag muss vielleicht in einem ruhigen und sachlichen Gespräch neu strukturiert werden. Als äußerst wichtig empfinde ich es hier, die Person mit MS zu entlasten und sie so gut es geht aus Stresssituationen herauszuhalten. Wie bereits erwähnt ist Stress einer der Faktoren, die einen erneuten Schub am meisten begünstigen. Dieser Stress muss auch nicht äußerlich für andere „sichtbar" sein. Es reicht, wenn du diesen Stress selbst empfindest. Lauter Kinderlärm, Kritik oder ein Streit können solchen Stress beispielsweise auslösen. Häufig wirst du – gerade am Anfang – als selbst Betroffener allerdings eventuell angebotene Hilfe nicht annehmen wollen. Viele Menschen möchten sich nämlich erst mal beweisen, dass sie noch genauso leistungsfähig, stark und stressresistent wie vor der Diagnose sind. Es kostet einigen Mut, dich selbst und deine Krankheit in dieser Zeit ernst zu nehmen und auf dein Recht auf Ruhe zu bestehen. Dennoch ist es absolut wichtig, dass du genau das tust. Teilt euch die Aufgaben im Haushalt besser ein, überdenkt eingefahrene Muster und Traditionen. Versucht, euer Leben zumindest anfangs einen Gang herunterzuschalten. Sobald du dich und ihr euch in dieser neuen Situation besser zurechtfindet, ist noch genug Zeit, die eigenen Grenzen zu testen und abzustecken. Lass dich hier nicht von falschem Ehrgeiz leiten, deinem Partner etwas beweisen oder vorspielen zu müssen.

> **!**
> Lass dich nicht von falschem Ehrgeiz leiten, deinem Partner etwas beweisen oder vorspielen zu müssen.

Oft werde ich gefragt, wann der richtige Zeitpunkt sei, einem potenziellen neuen Partner zu erzählen, dass man MS hat. Leider muss ich eine allgemein gültige Antwort schuldig bleiben, da dieses Thema einfach zu komplex, zu vielfältig ist – wie die MS selbst auch. Es ist immer eine Typfrage, ob man generell eher offen mit der Erkrankung umgeht oder nur ein kleiner Kreis Bescheid weiß. Es kann helfen, das Gespräch einmal vorher im Kopf durchzugehen. Natürlich ist es keine gute Idee, das Gespräch mit dem Satz „Du, ich muss dir noch etwas ganz Schlimmes beichten …" zu eröffnen. Hier liegt die Kunst in der Taktik. Eine Möglichkeit könnte es sein, das Gespräch über vergangene Schicksalsschläge zu beginnen. Wenn ihr euch noch nicht so gut kennt, könntest du den potenziellen neuen Partner auch fragen, ob er an dir etwas bemerkt hat – ein kleines Hinken vielleicht, oder dass du häufig zur Toilette gehst. So ist der Weg geebnet für eine ruhige, sachliche Kommunikation.

Sexuelle Störungen bei MS

Viele Menschen haben große Sorge, von einer sexuellen Störung bei MS betroffen zu sein. Sexualität ist nicht nur schön und wichtig für die Fortpflanzung, sie ist auch Teil unserer Identität. Sie prägt unsere Beziehungen und ist ein wunderbarer Teil unseres Alltags. Laut Umfragen leiden etwa 8 % aller Menschen mit MS unter sexuellen, durch die MS bedingten Störungen. Da dieses Thema jedoch oft für Scham sorgt und viele Betroffene darüber schweigen, ist die Zahl wohl deutlich höher. Über die Hälfte der an MS Erkrankten soll demzufolge im Verlauf der Krankheit vorübergehend oder dauerhaft von sexuellen Störungen betroffen sein.

Die häufigsten sexuellen Störungen bei MS:
- Erektionsprobleme beim Mann
- Schmerzen beim Geschlechtsverkehr
- verminderte Empfindsamkeit an den Genitalien
- Verlust der Libido
- Scheidentrockenheit bei der Frau

Auch eine manchmal im Rahmen der MS auftretende Depression kann das Sexualleben natürlich beeinträchtigen.

Körperliche Symptome Solltest du oder dein Partner durch die MS im Hinblick auf die Potenz beeinträchtigt sein oder das Gefühl im Intimbereich vermindert sein, solltest du deinen Arzt konsultieren. Es gibt keinen Grund, sich wegen des Wunsches nach einem erfüllten Sexualleben zu schämen. Jeder Mensch braucht und lebt – in unterschiedlichem Maße – seine ganz eigene Sexualität. Ärzte können für Männer Potenzpräparate verschreiben. Eine andere Option wären gar Penisimplantate oder der Versuch mit einem Penisring, der ohnehin lohnend sein kann und nicht teuer ist.

Bei Frauen, die unter verminderter Empfindsamkeit im Intimbereich leiden, muss abgeklärt werden, ob ein akuter Schub vorliegt, der dann meist mit Kortison behandelt wird. Die Beschwerden können sich daraufhin zurückbilden, es ist aber natürlich Geduld mit dem eigenen Körper gefragt.

Wenn die Lust auf den Sex da ist und der Körper „nicht kann", bietet es sich an, andere Wege und Möglichkeiten der eigenen

!

Bei sexuellen Störungen ist Geduld mit dem eigenen Körper gefragt.

Lust zu erkunden. Sex muss nicht immer Penetration heißen! Es gibt zahlreiche Techniken wie Tantra, sinnliche Massagen, ja sogar Meditationen, die dabei helfen können ein ganz neues Lustempfinden zu entwickeln. Beim Sex muss sich wahrlich nicht alle Aufmerksamkeit auf den Intimbereich richten. Auch die eigenen erogenen Zonen, die ganz woanders liegen können, laden zum Entdecken ein – mit dem Partner oder alleine. Des Weiteren können bei MS auch Hilfsmittel wie Sextoys oder Gleitgel das Sexualleben ergänzen und verbessern.

Seelische Symptome Wenn die Seele leidet, ist der Wunsch nach Sexualität oft vermindert. Es ist nicht verwunderlich, wenn du dich in den ersten Wochen nach der Diagnose überhaupt nicht nach sexuellem Kontakt sehnst, sondern einfach nur Nähe, Wärme und Halt suchst. Lass dich zu nichts drängen! Das schafft im weiteren Verlauf nur schlechte Erfahrungen. Bedenke auch, dass deine Unlust nicht von der MS herrühren muss. Ob es sich dabei also um einen ganz natürlichen Rückgang der Libido nach einem riesigen Schock handelt oder um ein MS-Symptom, kannst du nur mit etwas Zeit und auch im Gespräch mit deinem Arzt herausfinden.

Eine Psychotherapie gegen Depressionen sei hier in jedem Fall angeraten, da diese sich auf jeden Bereich des Alltags auswirkt und somit einen positiven Einfluss auch auf das Sexualleben haben kann. Anzuwenden wäre auch eine Paar- oder Sexualtherapie, um einen neuen Umgang mit der verminderten Libido und der Situation ganz allgemein zu finden. Wichtig ist: darüber sprechen! Nur wenn du und dein Partner euch austauscht, kann eine Vertrauensebene entstehen. Akzeptiere die Wünsche deines Partners, auch wenn sie dich vielleicht verletzen. Achtung: Akzeptieren heißt nicht, dass du ihnen nachkommen musst! Es heißt lediglich, dass ein wenig Verständnis von beiden Seiten einen großen Schritt aufeinander zu bedeuten kann.

Eine Idee wäre es, feste Zeiten für die Zweisamkeit zu vereinbaren. Es muss ja nicht auf Geschlechtsverkehr hinauslaufen!

Nehmt euch aber Zeit, um dem anderen nahe zu sein – am besten nackt! Spürt eure Körper einfach ein wenig. Atmet gemeinsam, fühlt gemeinsam hinein in diese Nähe und schaut, was sie mit euch macht. Oft vergessen wir im hektischen Alltag, wie wichtig körperliche Nähe für uns, unsere Seele und unsere Beziehung ist. Ein fester Termin in der Woche für eine gemeinsame „Kuschelzeit" mag unspontan wirken, ist aber eine gute Möglichkeit, sich wieder auf einer sinnlichen Ebene näherzukommen.

Es gibt zahlreiche Techniken, ja sogar Meditationen, die dabei helfen können, ein neues Lustempfinden zu entwickeln.

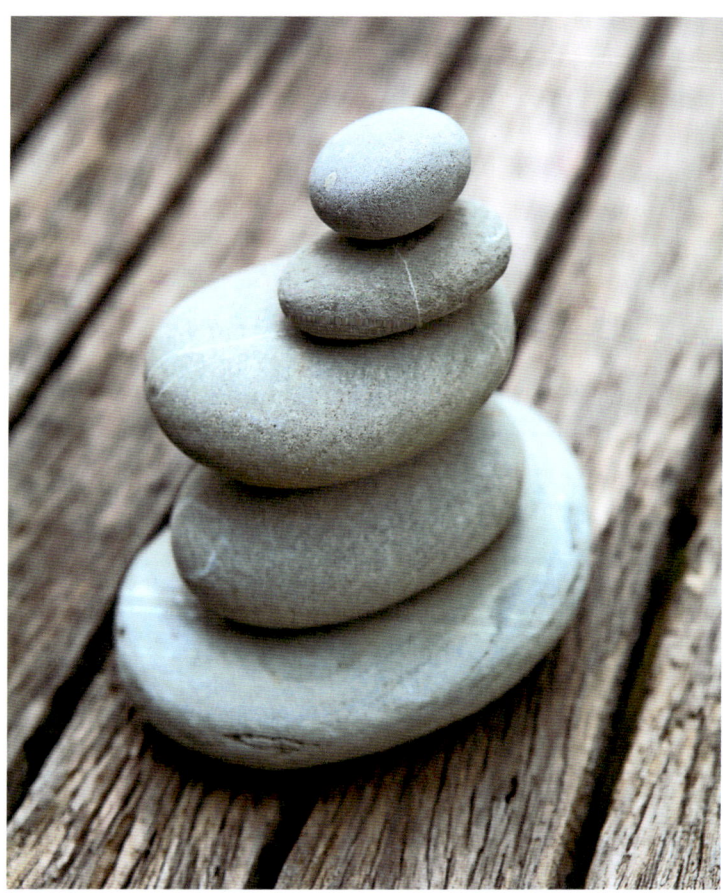

MS und die Psyche

Eine der tückischsten Merkmale der MS ist sicherlich ihre Unberechenbarkeit. Kein Arzt wird dir eine Prognose geben können, keine Therapie kann eine Wirkung versprechen. Viele Menschen stürzen deswegen in der Zeit nach der Diagnose erst mal in ein Loch, aus dem sie nur langsam herausfinden. Zu groß sind die Unsicherheit und die Angst, die mit dieser neuen, nicht planbaren Komponente des eigenen Lebens einhergehen.

Wege aus der Grübelfalle

Ich selbst litt über viele Jahre still vor mich hin an dieser unbestimmten Angst, dieser Bedrohung, die da immer auf mich zu lauern schien. Ich erinnere mich noch genau, wie ich jeden Tag aufwachte und mich fragte: „Ist heute der letzte Tag, an dem ich laufen kann?" Zum Glück kann ich dir sagen, dass es Wege heraus aus dieser Grübelfalle gibt. Wege, einen Umgang mit der Unsicherheit zu finden. Das Leben in vollen Zügen zu genießen, auch mit MS. Wieder einmal möchte ich auch an dieser Stelle an deine Geduld appellieren, denn ein Umdenken wird nicht über Nacht stattfinden. Es ist also völlig normal, wenn der Prozess, die Krankheit zu verarbeiten, mehrere Monate, ja manchmal auch Jahre braucht. Ein regelmäßiger Austausch mit deinem Arzt, eine enge Überwachung nach der Diagnose und ein Gesprächspartner, dem du dich anvertrauen kannst, sind hier anzuraten.

Es ist völlig normal, anfangs in Sorge und auch in Selbstmitleid zu versinken. Das ist sogar wichtig und gehört zum Verarbeitungsprozess dazu. Einige Tipps für den konstruktiven Umgang mit Selbstmitleid:

- Lass es einfach erst mal zu. Triff also aktiv die Entscheidung, dass das jetzt – für kurze Zeit – okay ist.
- Schreibe auf, was dich ängstigt und bedrückt! Manche Gedanken will man mit niemandem außer einem Blatt Papier teilen.

!

Ein regelmäßiger Austausch mit deinem Arzt, eine enge Überwachung und ein Gesprächspartner, dem du dich anvertrauen kannst, sind anzuraten.

- Tu jetzt, was dir guttut. Mach dir leckere Tees oder einen Kakao, gönn dir ein zweites Stück Kuchen oder eine dritte Kugel Eis. Verwöhn dich.
- Sage nervige Termine und Treffen ab. Du hast jetzt Priorität.
- Halte dich vom Internet fern – vor allem von schrecklichen Schicksalsberichten und Horrorszenarien. Das muss mit deinem Verlauf nichts zu tun haben!
- Vermeide in dieser Zeit übermäßigen Alkoholkonsum, auch wenn es verlockend scheint, sich ein bisschen zu betäuben. Es geht ja genau darum, deine negativen Gefühle in einem sicheren Rahmen zuzulassen.

Wichtig ist es aber auch, irgendwann Abschied vom Selbstmitleid zu nehmen und wieder nach vorne zu schauen. Gönn dir also deine Trauerzeit – und dann raff dich wieder auf. Entscheide aktiv, dass du nun wieder am Steuer deiner Gefühle sitzt. Mach dir bewusst, dass du es bist, der deine Gedanken fabriziert. Du kannst also tatsächlich selbst entscheiden, welche Gedanken du zu Ende denkst und welche du weiterziehen lässt. Meditation kann hier bei eine wunderbare Übung sein, die dir dabei hilft, deine Gedanken ein wenig besser zu steuern.

Hier einige Denkansätze, die dir helfen können, nach einem Tief wieder optimistischer in die Zukunft zu blicken:

- Ich entscheide mich dagegen, jeden Tag das schlimmstmögliche Szenario in meinem Kopf durchzuspielen.
- Ich werde mich nicht wegen Dingen verrückt machen, die noch nicht eingetreten sind.
- Ich vertraue meinen Entscheidungen, weil ich sie aktiv treffe.
- Nicht jedes Symptom muss mit der MS zu tun haben.
- Es braucht Zeit, sich an das Leben mit MS zu gewöhnen.
- Ich habe Vertrauen in mich, dass ich einen Umgang mit MS finden werde.
- Ich habe die Chance auf ein selbstbestimmtes Leben, auch mit MS.

Diese Leitsätze kannst du wie einen Muskel täglich trainieren. Es ist erlernbar, einen gewissen Optimismus an den Tag zu legen, und dieses Training hat mit sehr dabei geholfen, meinen Alltag trotz MS glücklich zu leben. Wir sind selbst die Schmiede unserer Gedanken. Lernen wir also, die richtigen Werkzeuge zu verwenden!

„Kneif mich mal!" – eingebildete und echte Symptome

Das Gefühl, alles und nichts sei plötzlich ein MS-Symptom, kennen viele Menschen, die von dieser Krankheit betroffen sind. Vor allem in der unsicheren Zeit nach der Diagnose packt einen oft eine gewisse Panik, sobald sich eine Empfindung im Körper verändert. Die Hand kribbelt, der Fuß zwickt? Kopfschmerzen und Schwindel? Oft kann es wirklich schwer sein, den Unterschied zwischen einer Aktivität der Krankheit und einer anderen Ursache zu differenzieren. Das geht übrigens nicht nur Laien, sondern sogar vielen Ärzten so. Multiple Sklerose ist tatsächlich manchmal unsichtbar. Einige Symptome können in neurologischen Untersuchungen nachgewiesen und gemessen werden, andere aber sind schlicht nicht nachweisbar oder messbar. Konkret heißt das: Manchmal ist man sich selbst nicht sicher, ob man ein Symptom hat oder ob man es sich nur einbildet. Hier hilft nur eines: beobachten und abwarten. Viele eingebildete Symptome geben sich nach ein paar Stunden wieder oder ein anderer Auslöser für sie wird offensichtlich. Bleibt ein neues Symptom aber für über 24 Stunden oder verschlimmert sich ein altes Symptom drastisch über 36 Stunden, muss der behandelnde Arzt aufgesucht werden. Auch ein Besuch in der Notaufnahme kann hier eine Option sein und obliegt deiner persönlichen Einschätzung.

Mit der Zeit wirst du deinen Körper und auch deine Krankheit besser kennenlernen und somit auch besser einordnen können, welches Symptom mit der MS zu tun hat und welches nicht. Ich selbst tendiere dazu, eher einmal zu oft zum Arzt zu gehen, um

> **!**
>
> Manchmal ist man sich selbst nicht sicher, ob man ein Symptom hat oder ob man es sich nur einbildet.

solche Zweifel abzuklären. Es bringt ja auch nichts, sich tagelang mit der Unsicherheit zu quälen, ob man einen neuen Schub hat oder nicht. Darunter leidest du letztendlich selbst am meisten. Besser ist es, sich die Zeit zu nehmen und Sorgen und Ängste mit dem Arzt abzuklären. Er wird wissen, ob eine Kortisontherapie angezeigt ist oder welche anderen Maßnahmen du ergreifen kannst. Auch eine Krankschreibung, damit du dich erholen kannst, ist eine Option.

Kniffliger wird es, wenn auch der Arzt nicht mit Sicherheit sagen kann, ob es sich bei deiner Symptomatik um eine Aktivität im Rahmen der MS handelt. Das kommt häufiger vor, als man meinen mag! Sollte ein Symptom nicht direkt der MS zugeordnet werden können, wird dein Arzt dich eventuell an andere Fachärzte überweisen. Je nach Symptom können das z. B. ein Orthopäde, ein HNO-Arzt, ein Urologe oder auch ein Augenarzt sein. Hier wird dann abgeklärt, ob deine Symptome nicht auch andere Auslöser haben können. Leider habe ich oft erlebt, dass Ärzte, sobald sie erfahren, dass man MS hat, gern alles sofort auf die Krankheit schieben. Manchmal ist es also durchaus ratsam, ein wenig energisch auf eine gründliche Untersuchung auf andere Ursachen zu drängen. Ab jetzt alles nur noch auf die MS zu schieben hilft niemandem – am wenigsten dir.

Klarheit schaffen durch MRT

Sollte der Facharzt auch keine ausreichenden Hinweise auf eine andere Ursache für deine Symptome finden, kann dein Neurologe ein MRT veranlassen. Wenn ein akuter Schub vermutet wird, wird das MRT meist unter der Gabe von Kontrastmittel durchgeführt. Das MRT ist eine Röhre, in die du auf einer Liege liegend hinein geschoben wirst. Die Abkürzung steht für „Magnetresonanztomografie". Hier können genaue Bilder von deinem Gehirn gemacht werden, und durch die Gabe eines Kontrastmittels tauchen auch aktive Entzündungsherde im Gehirn und Rückenmark auf den entstandenen Bildern auf. Anhand dieser Bilder kann festgestellt werden, ob deine Krankheit momentan aktiv ist, ob sie fortschreitet und sogar, wo genau die Entzündung sitzt, die für deine Symptome verantwortlich ist. Allerdings werden solche Feststellungen meist nicht nur rein aufgrund der Bilder getroffen, sie dienen nur als ein weiteres Instrument zur Einordnung deiner Symptome.

Dein Arzt kann nun eine prophylaktische Gabe von Kortison anordnen, wenn sich der Verdacht auf einen Schub immer noch nicht eindeutig bestätigt hat. Letztendlich ist es an dir, gemein-

Mittels MRT kann festgestellt werden, ob deine MS momentan aktiv ist.

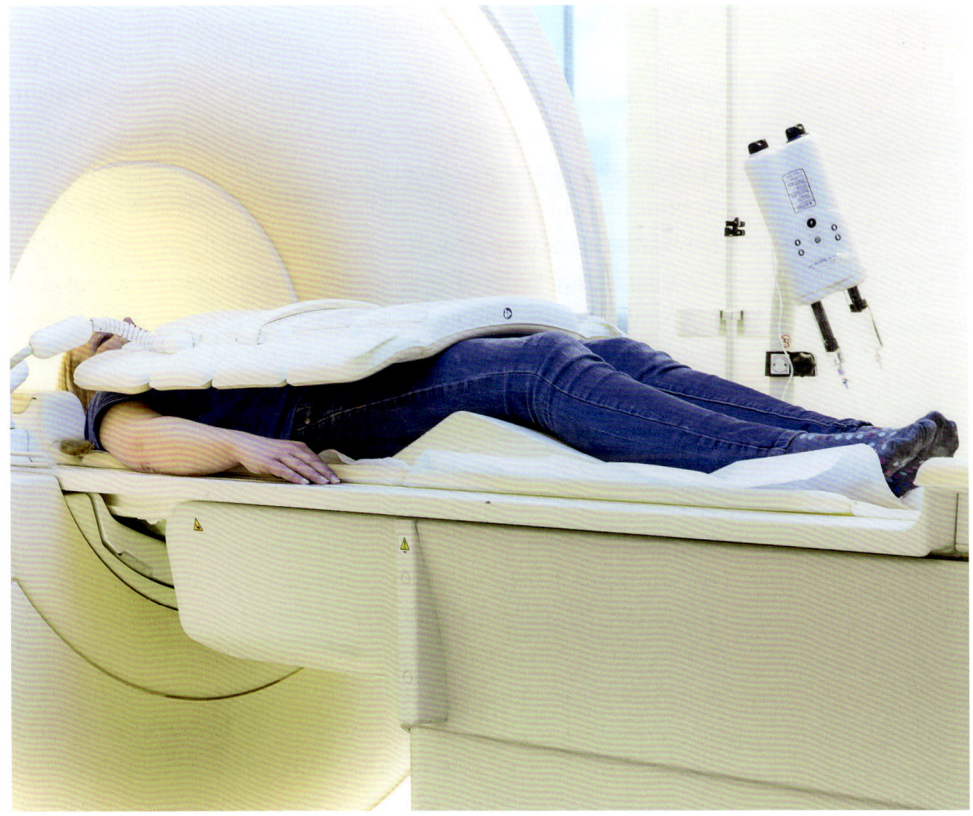

sam mit deinem Arzt die Entscheidung für oder gegen eine Kortisonstoßtherapie zu treffen.

Das Uhthoff-Phänomen

Es ist bekannt, dass sich Symptome der MS unter gewissen Bedingungen zeitweise verschlechtern können. Dazu zählt neben Stress vor allem Hitze. Viele Menschen mit MS verspüren also z. B. nach großer körperlicher Anstrengung mit Erhitzung, nach der Sauna, einem Vollbad oder bei hohen Außentemperaturen eine Verschlechterung ihrer Symptome und eine verstärkte Erschöpfung.

Schuld daran ist das sogenannte Uhthoff-Phänomen, auch als Pseudo-Schub bekannt. Manchen MS-Betroffenen vermiest es geradezu die warmen Sommermonate, da es sie mit Fatigue, Augenproblemen und Taubheitsgefühlen plagt. Diese verschwinden meist mit sinkenden Temperaturen wieder. Ein Kühlkissen im Nacken, lange Ruhepausen und eine Vermeidung der Hitze können dir hier Linderung verschaffen.

Natürlich leiden bei Weitem nicht alle Menschen mit MS unter dem Uhthoff-Phänomen. Viele – mich eingeschlossen – haben sogar deutlich weniger Verkrampfungen und Schmerzen, wenn sie sich in warmen Gegenden aufhalten. Es ist also ein weiterer Erfahrungswert, den du für dich selbst sammeln musst.

Mit gesundheitlichen Rückschlägen umgehen

Bei aller Vorsicht, Selbstfürsorge und Achtsamkeit kann es natürlich dennoch sein, dass ein akuter Schub den Plan durchkreuzt und einen Alltag durcheinanderwirbelt. Das ist dann häufig nicht nur beängstigend, sondern richtig frustrierend. Tausende Fragen kommen auf: Was habe ich falsch gemacht, dass ich nun wieder einen Schub habe? Wird es ab nun bergab gehen mit mir? Solche Fragen sind absolut normal und nachvollziehbar. Auch eine gewisse Wut auf sich selbst, auf den Körper und das eigene Nerven-

!

Ein Kühlkissen im Nacken, lange Ruhepausen und eine Vermeidung der Sonne können dir bei Hitze Linderung verschaffen.

system kann sich einstellen. Oft zieht man sich zurück, reagiert mit Verschlossenheit. Auch eine Rebellion gegen den eigenen Körper konnte ich oft beobachten: Man quält sich zur Arbeit oder zu sozialen Verpflichtungen, will dem Körper zeigen, „wer am längeren Hebel sitzt". Mit ein wenig Erfahrung wirst du lernen, dass dein Körper in dieser Zeit genau das Gegenteil braucht, nämlich Ruhe, Liebe und Verständnis.

Natürlich musst du in diesem Fall mit deinem Arzt besprechen, wie es nun weitergeht. Das wird auch von der Schwere des Schubs abhängen und davon, ob es ein neues oder ein altes, wiederkehrendes Symptom ist. Du bekommst wahrscheinlich Kortison. Dieses kann, wie bereits beschrieben, dazu führen, dass du dich seelisch erst mal noch ein bisschen schlechter fühlst, da es erst aufputschend, dann aber durchaus ermüdend wirken kann. Zudem kann es sein, dass du dich etwas verwirrt fühlst – auch eine Nebenwirkung des Kortisons. In dieser Zeit konnte ich oft beobachten, dass die Stimmung schon fast in eine depressive Verstimmung umschlagen kann. Die Angst um die eigene Gesundheit, das Kortison, der Krankenhausaufenthalt – all das stellt für die Seele eine große Belastung dar. Manchmal wirst du nun auch mit dem Arzt einen möglichen Wechsel der Basistherapie besprechen.

Wichtig ist es, sich für solche großen Entscheidungen Zeit zu nehmen. Meist sind sie nämlich nicht so eilig, dass sie jetzt und sofort getroffen werden müssen. Es ist für die Psyche und den Körper äußerst belastend, einen Rückschlag in Form einer Progression der Krankheit zu erleiden. Auch hier ist das Wichtigste, dass du einen nachsichtigen Umgang mit deinem Körper erlernst. Nimm auch Hilfe in Anspruch – ob es von Freunden und Familie oder im Rahmen einer professionellen Therapie ist. Bleib nicht zu lange mit deinen Ängsten und Sorgen allein. Es kann auch eine gute Idee sein, bei einer Krisentelefonnummer (siehe Anhang) anzurufen, wenn du akut Hilfe und ein offenes Ohr

!

Es kann auch eine gute Idee sein, bei einer Krisentelefonnummer anzurufen, wenn du akut Hilfe und ein offenes Ohr brauchst.

brauchst. Die Menschen, die dort rund um die Uhr erreichbar sind, beraten dich anonym und meist kostenlos. Es kann sehr guttun, sich die Ängste und den Kummer von der Seele zu reden. Manche Dinge kann oder möchtest du jetzt vielleicht auch nicht mit Menschen aus dem direkten Umfeld besprechen.

Es kann in dieser Zeit auch guttun, die eigenen Gedanken aufzuschreiben und ein Tagebuch zu führen. Zum einen bietet dir das Schreiben die Möglichkeit, dich besser an Symptome und Gedanken aus dieser Zeit zu erinnern – etwa bei einem Arztgespräch –, zum anderen kann man sich dunkle Gedanken so auch „von der Seele schreiben". Auch der Austausch mit anderen Betroffenen, z. B. im Rahmen einer Selbsthilfegruppe oder online, kann nun guttun. Suche dir online Blogs und Podcasts, die dich ansprechen. Es gibt viel Literatur zum Thema „Wachsen in Krisenzeiten", die neue Wege und Möglichkeiten der Entwicklung in diesen schweren Zeiten aufzeigen können.

Wie du trotz MS zuversichtlich bleibst

Es passiert immer wieder, dass dich Menschen in deinem Umfeld oder auch im Internet runterziehen. Sie tun das nicht aus Absicht oder weil sie blöd oder böse sind oder denken, dass du „für deine Diagnose viel zu positiv" bist, sondern meist einfach aus vermeintlicher Nettigkeit heraus. Dann hörst du Dinge wie „Ich schiebe dich, wenn du im Rollstuhl sitzt", „Keine Sorge, ich helfe dir beim Putzen, wenn du das bald nicht mehr allein schaffst!" oder auch „Mit MS kann man unter gewissen Umständen noch ein annähernd beschwerdefreies Leben führen", wie es mir mein Arzt einmal sagte und was ich bereits damals absolut unmöglich fand. Versteh mich bitte nicht falsch: Ich möchte mitnichten sagen, dass du trotz MS den ganzen Tag grinsen und glücklich durch dein Leben hopsen oder rollen sollst. Das meine ich nicht. Es ist total wichtig, auch mal zu leiden, zu meckern, zu heulen und die MS und dein Umfeld gleich mit zu verfluchen. Doch mindestens genauso wichtig ist es, diese Phasen der Trauer und depressiven Verstimmung auch wieder beenden zu können.

Du solltest nicht nur die Momente gewichten, in denen es dir schlecht geht, sondern auch die, in denen es dir deinen Umständen entsprechend gut geht. Denn diese Momente gibt es, und zwar egal in welchem Stadium und mit welcher Verlaufsform der MS auch immer. Das sage ich nicht nur so daher, sondern das weiß ich, weil ich mich einfach schon mit wirklich vielen Menschen unterhalten habe, die MS haben. Die im Rollstuhl sitzen, die sich katheterisieren. Ja, du liest richtig: Auch diese Menschen sind selbstverständlich glücklich! Nicht immer – wer ist das schon –, aber immer wieder! Es ist also de facto möglich, zuversichtlich trotz MS zu sein.

!

Gewichte nicht nur die Momente, in denen es dir schlecht geht, sondern auch die, in denen es dir deinen Umständen entsprechend gut geht.

Ich habe einige Glaubenssätze, also positive Gedankengänge, mittlerweile so gut trainiert, dass sie sich wie ein Schutzschild zwischen den Runterzieher und mich stellen, sobald die typischen Sprüche fallen. Um diese positiven Glaubenssätze zu trainieren, ist es am besten, dass du sie so oft wie möglich wiederholst. Denn oft vergessen wir, dass wir manchmal zwar positive Dinge zu uns selbst sagen, aber nicht wirklich selbst an sie glauben.

Versuche also, dir einen Glaubenssatz oder auch zwei herauszusuchen, die dich wirklich ansprechen und die du gut findest. An die du glauben willst und kannst. Hier ein paar Beispiele für positive Glaubenssätze:

- Ich vertraue meinem Körper, weil ich weiß, dass ihn das stärkt.
- Alles kann, nichts muss.
- Es kann sehr gut sein, dass der schlimmstmögliche Verlauf nie eintritt.
- Ich tue alles dafür, dass es mir so gut wie möglich geht (z. B. Sport, Ernährung, nicht rauchen).
- Die MS ist mein Warnschuss, um mein Leben ab jetzt so gut wie möglich zu leben.

- Durch die MS habe ich endlich gelernt, auf meinen Körper zu achten.
- Keiner kann wissen, was die Zukunft bringt.
- Ich war ja vor der Diagnose auch nicht sicher vor Unfällen und Invalidität und war trotzdem glücklich.
- Auch wenn ich jetzt traurig bin, werde ich eines Tages wieder glücklich sein.
- Ich tue alles dafür, um die MS im Schach zu halten.
- Ich werde von meinem Partner/meinen Eltern/meinen Kindern geliebt.
- Es besteht die reale Chance, dass es mir bald wieder besser geht.
- Die Person vor mir hat keine Ahnung von mir und meiner Krankheit, und das ist auch okay.
- Ich selbst weiß am besten, was mir guttut und was nicht.

!

Schreibe deinen Glaubenssatz auf einen Zettel, hefte ihn an deinen Kühlschrank oder Spiegel, rahme ihn und stelle ihn auf deinen Schreibtisch.

Suche dir einen oder zwei heraus oder erstelle ganz eigene Glaubenssätze, die sich für dich warm und gut anfühlen. Deinen Glaubenssatz wiederholst du so oft es geht, zum Beispiel morgens nach dem Aufstehen und abends vor dem Zubettgehen. Du kannst ihn auf einen Zettel schreiben und an deinen Kühlschrank oder Spiegel heften. Du kannst ihn aufschreiben und rahmen und auf deinen Schreibtisch stellen. Trainiere diesen Satz so oft es geht, dann wirst du ihn irgendwann verinnerlichen.

Auch ich habe meine Sätze trainiert. Klar – manchmal verliere auch ich den Glauben an diese Sätze und male alles dunkelschwarz. Das ist doch völlig verständlich, aber: Ich kehre immer wieder zu meinen Glaubenssätzen zurück. Wenn mir jemand also etwas an den Kopf knallt wie „Du hast MS? Und kannst noch laufen? Naja, du bist ja noch jung … Ich habe eine Tante, die hat auch MS, aber der geht es suuuper schlecht!", dann erwidere ich: „Es tut mir sehr leid, dass es deiner Tante so schlecht geht. Aber ich habe nicht vor, bald im Rollstuhl zu sitzen, und ich glaube auch nicht, dass das passieren wird!" Und das glaube ich fest, weil ich es wie einen Muskel trainiert habe. Entscheide dich dafür, konkret und mit diesem leichten Training an deiner Einstellung, an deinem ganz persönlichen Schutzwall zu arbeiten. Einfach, um zuversichtlich trotz MS zu bleiben!

Denn selbst wenn du eines Tages im Rollstuhl sitzen solltest, geht das Leben a) trotzdem weiter und b) kannst du dir immer noch Gedanken und Sorgen darüber machen, wenn es denn soweit ist! Was bringt es dir heute, darüber nachzudenken, was morgen oder – noch schlimmer – in ein paar Jahren ist, außer Gram und Trauer und Angst? Genau: nichts.

Psychotherapie bei MS

Dieses Kapitel wäre nicht komplett ohne einen Ratschlag, den ich selbst als einen der wichtigsten überhaupt einordne: Mach eine begleitende Psychotherapie. Wir haben die verschwommene Vorstellung, dass wir heutzutage alles allein schaffen müssen. Dass wir kämpfen und stark sein und durchhalten müssen. Das sind sicherlich wichtige Teilaspekte, doch mit ihnen allein läuft man Gefahr, in einer konstanten Anspannung zu leben. Denn nur wer auch mal die Waffen niederlegt, wer auch mal schwach sein darf und auch mal Nein sagt, wird einen ausbalancierten Umgang mit der eigenen Krankheit erlernen können.

Tausenden von Menschen hat auf diesem Weg bereits eine Psychotherapie geholfen. Diese setzt dort an, wo die meisten Ärzte uns allein lassen: im Alltag, in der eigenen Gefühlswelt. Im ganz privaten Umgang mit der Diagnose und den eventuellen Einschränkungen, die die Krankheit mit sich bringen kann. Es ist eine ungeheuer große Aufgabe, den Alltag nun selbstständig umzustellen, einen besseren Umgang mit Stress und Druck zu erlernen und gleichzeitig zu entscheiden, wem du von deiner Krankheit erzählst und wem nicht und was diese Diagnose nun für deine Zukunft bedeutet. Ein Psychotherapeut bietet hier eine wunderbare, sehr wichtige Unterstützung. Er kann dir Wege aufzeigen, von denen du momentan vielleicht noch gar nicht weißt, dass es sie gibt. Er kann Lösungsansätze aufzeigen, die bereits in dir ruhen, die du aber noch nicht entdeckt hast. Psychotherapeuten sind dafür ausgebildet und geschult, Menschen in Krisenzeiten unterstützend zur Seite zu stehen. Und genau eine solche Zeit bricht meist, bewusst oder unbewusst, nach der Stellung einer so schockierenden Diagnose wie der Multiplen Sklerose an.

Es herrscht zu meinem großen Bedauern immer noch hier und da die Annahme, dass ein Psychologe nur etwas für „Verrückte" sei. Ich bin tatsächlich vom Gegenteil überzeugt und finde, dass Menschen, die eine Psychotherapie machen oder gemacht haben, deutlich reflektierter und liebevoller im Umgang mit sich selbst und anderen geworden sind. Zudem kann eine Psychotherapie wunderbar dabei helfen, ein besseres Stressmanagement zu erlernen. Stress ist einer der größten Auslöser für einen erneuten Schub der Krankheit und deren Voranschreiten. Natürlich ist es nicht möglich, allen Stress aus dem eigenen Leben zu tilgen: Beruf, Familie und der Alltag gehen ja auch nach der Diagnose weiter. Es kann aber ein anderer Umgang mit stressigen Situationen erlernt werden. Auch ist es eine gute Idee, einen Blick auf Traumata und vergangene schlimme Zeiten zu werfen. Oft verfolgen uns diese Dinge, die schon so lange zurückliegen, bis in unser Erwachsenenleben. Unbewusst stolpern wir immer wieder über sie – das löst Stress und Anspannung aus. Unausgeglichenheit und damit ein erhöhtes Risiko für den Fortschritt der MS können tatsächlich eine Folge sein, weswegen der seelische Teil in einer ganzheitlichen Behandlung der MS nicht zu unterschätzen ist.

Im Zusammenhang mit MS entsteht auch häufig eine Depression oder depressive Verstimmung. Aktuelle Studien untersuchen gar den Zusammenhang von Depressionen und der Entstehung und dem Fortschreiten von Multipler Sklerose. Die Angst und

!

Der seelische Teil in einer ganzheitlichen Behandlung der MS ist nicht zu unterschätzen.

Unsicherheit, die mit der Krankheit in das eigene Leben tritt, sind nicht leicht zu verarbeiten. Viele Menschen mit MS leiden unter chronischer Erschöpfung, der bereits erwähnten Fatigue, und ziehen sich immer mehr zurück. Dann leiden das Sozialleben und die Kontakte, und auch der Berufsalltag kann beeinträchtigt werden. In solchen Situationen befindet sich die Stimmung meist schon auf Talfahrt, und professionelle Hilfe ist hier dringend anzuraten. Du musst nicht alles mit dir selbst ausmachen!

Warum du eine Psychotherapie in Anspruch nehmen solltest

1. Sie steht dir zu Die Diagnose MS ist kein Schnupfen. Sie ist auch kein gebrochenes Bein, das einen mal ein paar Monate arbeitsunfähig macht. Die Diagnose MS ist tückisch und sie bleibt ein Leben lang. Einen solchen Hammer wie die Diagnose einer chronischen Krankheit kriegen nur wenige über den Kopf gezogen, wem also, wenn nicht dir, steht psychologische Hilfe zu? Wer, wenn nicht du, kann ein offenes Ohr und konstruktive Hilfe gebrauchen? Ja, genau: du. Weil du vom Schicksal einen derben Schlag in die Kniekehle bekommen hast und nichts dafür kannst. Du musst es nicht allein schaffen, mit der Diagnose umzugehen. Du musst auch nicht selbst die Strategien entwickeln, wie du von nun an damit leben wirst. Es gibt dafür Profis, die dich unterstützen.

2. Sie bietet dir die Möglichkeit zu sprechen – über alles Man könnte sagen, MS bekommt man nicht von allein. Meistens legt eine solche Diagnose erst mal die ganze Familie lahm. Man gerät in einen Zwiespalt: Zum einen möchte man sich in eine Ecke legen und sich selbst bemitleiden, zum anderen stehen da der Partner, die Kinder, Eltern und Freunde (und der Hund und die Nachbarn und die Arbeit und …) und fragen: „Geht's dir gut? Was passiert jetzt mit dir?" Tja, und dann steht man da und versucht, nicht in Tränen auszubrechen oder alle anzuschreien: „Verdammt noch

!

Meist legt eine solche Diagnose erst mal die ganze Familie lahm und man gerät in einen Zwiespalt.

mal, ich weiß es doch auch nicht!" Denn dann könnte man Gefahr laufen, alles nur noch schlimmer zu machen: Freunde zu verlieren, den Partner zu verprellen, die Kollegen zu brüskieren.

Also lächelt man so gut es geht, beißt die Zähne zusammen und schluckt die bittere Pille: „Das wird schon, alles gut, danke." Nur – das ist es eben nicht. Du hast gerade einen riesigen Schock verpasst bekommen! Es muss nicht alles gut sein. Es darf alles schlimm und zum Kotzen und ungerecht sein. Nur verstehen das die Menschen um dich herum oft erst mal nicht. Wenn du also aus den verschiedensten Gründen nicht mit deinem Umfeld sprechen kannst oder willst, bietet dir eine Psychotherapie die Möglichkeit, endlich mal Dampf abzulassen. Zu sprechen, es rauszulassen, zu heulen, solange du willst. Dafür gibt es Profis, und sie kosten dich nur eines: eine oder zwei Stunden die Woche. Und sie können dir auch deutlich fundiertere Antworten und Ratschläge als dein Umfeld geben.

3. Du lernst Verhaltensweisen, die den Verlauf deiner MS positiv beeinflussen können Was ist eines der größten Gifte bei MS? Genau: Stress. Stress ist der Killer, Stress ist das, was unser Nervensystem befeuert, was Schübe auslösen und alte Symptome aufflackern lassen kann und was ohnehin nicht besonders angenehm ist. Es lohnt sich immer, den Stress in deinem Leben zu reduzieren. „Geht nicht", sagst du jetzt vielleicht, „Geht doch", sage ich. Denn was wir oft vergessen, ist, dass Stress vor allem dadurch so penetrant wird, dass wir nicht wissen, wie wir mit ihm umgehen sollen.

Hier hilft Stressmanagement. Dinge, die dich stressen, sind nicht immer veränderbar: deine Kinder, Einkaufen, die Nachbarn, die bis morgens um drei Party feiern. Aber: Du lernst in einer Verhaltenstherapie, wie du besser mit solchen Stressoren umgehst. Du lernst, auf Durchzug zu schalten, du lernst, dass Sport dir hilft oder ein Stressball oder laut singen oder was auch immer. Jeder Mensch kompensiert Stress anders, und was genau du tun kannst, das findest du in einer Psychotherapie heraus. Und natürlich gibt es auch andere Dinge, die du in einer Psychotherapie lernst, z. B. deine Wünsche konkreter zu formulieren oder Hilfe anzunehmen.

Einen Therapeuten finden

Übrigens übernahmen die Krankenkassen in den mir bekannten Fällen immer die Kosten für die Psychotherapie. Hier ist darauf zu achten, dass dein Therapeut eine Kassenzulassung hat. Dein Hausarzt oder dein Neurologe oder auch deine Krankenkasse kann dir bei der Suche helfen, oder du suchst selbst auf der Website www.therapie.de. Hier kannst du nach deinem Postleitzahlengebiet suchen, auch eine Suche nach bestimmten Fachrichtungen ist hier möglich. Meist finden einige Vorgespräche statt, in denen du und dein Therapeut feststellen könnt, ob ihr überhaupt zueinander passt und die Therapie beginnen möchtet. Sollte alles passen, beantragt dein Therapeut die Therapie, du musst dich im Normalfall um nichts weiter kümmern.

Auch dein Neurologe kann dich zu deinem Wunsch nach einer Psychotherapie beraten und dir entsprechende Adressen zur Verfügung stellen. Nur eines solltest du nicht tun: Dich von deinen Vorurteilen von dieser großen Chance auf einen so viel besseren Umgang mit der MS abhalten lassen.

Glücklich trotz MS

Ich habe fünf Geheimwaffen, die mir dabei helfen, glücklich trotz MS zu sein. Und das Beste: Sie sind auch für dich erlernbar. Gehen wir die Begriffe Schritt für Schritt durch, damit du verstehst, wie du sie auf deine Situation anwenden kannst, inklusive der Gedankengänge, die ich dir in diesen Momenten nur empfehlen kann:

1. Vertrauen: „Ich habe Vertrauen in meinen Körper, auch wenn er mir dazu vielleicht nicht immer einen Grund gibt. Ich vertraue darauf, dass mein Körper bestrebt ist, gesund zu bleiben, und dafür kämpft. Ich vertraue auch auf meine Medikamente/meine gewählte Therapie/meine Ernährungsform etc. und darauf, dass ich das Bestmögliche für meine Gesundheit tue. Ich vertraue darauf, dass meine Familie/mein Partner/meine Freunde für mich da sind, und darauf, dass ich die Stärke habe, das durchzustehen. Wenn ich an meiner Stärke zweifle, denke ich an die Dinge, die ich bis hierher schon überstanden habe, um neues Vertrauen in mich zu schöpfen."

2. Akzeptanz: „Ich akzeptiere, dass ich eine chronische Krankheit habe. Ich habe Multiple Sklerose, wofür ich nichts kann. Diese Krankheit wird immer da sein, ihr Vorhandensein kann ich nicht ändern. Ich kann aber, und das weiß ich, ihren Verlauf positiv beeinflussen. Wenn ich jeden Tag gegen die MS ankämpfe, wird es mir nicht besser gehen. Die Akzeptanz ist ein wünschenswerter Zustand und hat mit ‚Aufgeben' nichts zu tun."

3. Positivität: „Auch wenn gerade alles den Bach runtergeht, versuche ich, nicht dauerhaft den Teufel an die Wand zu malen. Ich kann eine positive Einstellung wie einen Muskel trainieren – das gilt auch für eine negative Einstellung. Wenn ich also täglich negativ denke, dann wird dieser Muskel immer stärker, und bald fällt mir nicht mal mehr auf, dass ich negativ denke, und ich halte es für die Realität. Wenn ich aber positiv denke, dann wird auch diese Einstellung immer stärker – und sie wird zu meiner

Realität. Ich kann nur davon profitieren, wenn ich positiv bleibe. Das hat mit Realitätsferne nichts zu tun, sondern ist Balsam für meine Seele."

4. Zuversicht: „Auch wenn ich gerade leide, weiß ich, dass dieser Zustand nicht für immer andauern wird. Er ist temporär. Er wird wieder vorbeigehen, und auch wenn danach vielleicht manches nicht mehr ist wie vorher, werde ich wieder Spaß am Leben haben. Ich werde generell nicht wegen meines jetzigen Zustands meine Lebenslust verlieren, und ich werde wieder lachen – eines Tages, definitiv. Ich werde die jetzige Zeit im Nachhinein als schwere Zeit und Herausforderung ansehen, die ich überwunden habe und an der ich gewachsen bin."

5. Geduld: „Mein Körper ist keine Maschine, er funktioniert nicht auf Knopfdruck. Auch wenn Dinge sich rasant verschlechtern können, dauert es meist einige Zeit, bis das Unheil wieder weggeht. Dessen bin ich mir bewusst. Ich erwarte also keine Wunder, sondern bleibe positiv und realistisch. Damit nehme ich mir den Druck. Ich schütze mich auch vor Druck von außen, indem ich frühzeitig um Hilfe bitte/Termine absage/umplane, wenn ich weiß, dass ich einfach gerade nicht fit bin. Je freundlicher ich zu mir selbst bin, desto freundlicher ist mein Körper zu mir. Ich gebe ihm die Zeit, die er braucht, und unterstütze ihn bei der Regeneration, wo ich kann."

Es ist wie Sport: Je öfters du diese fünf Punkte anwendest, desto leichter werden sie dir nach einer Weile fallen, und desto schneller wirst auch du glücklich mit MS sein. Oder zumindest zufrieden – und dankbar. Und das ist ein wunderbares Gefühl. Du kannst es zumindest mal ausprobieren, wenn du möchtest. Was hast du zu verlieren?

!

Je öfters du diese fünf Punkte anwendest, desto leichter werden sie dir nach einer Weile fallen, und desto schneller wirst auch du glücklich mit MS sein.

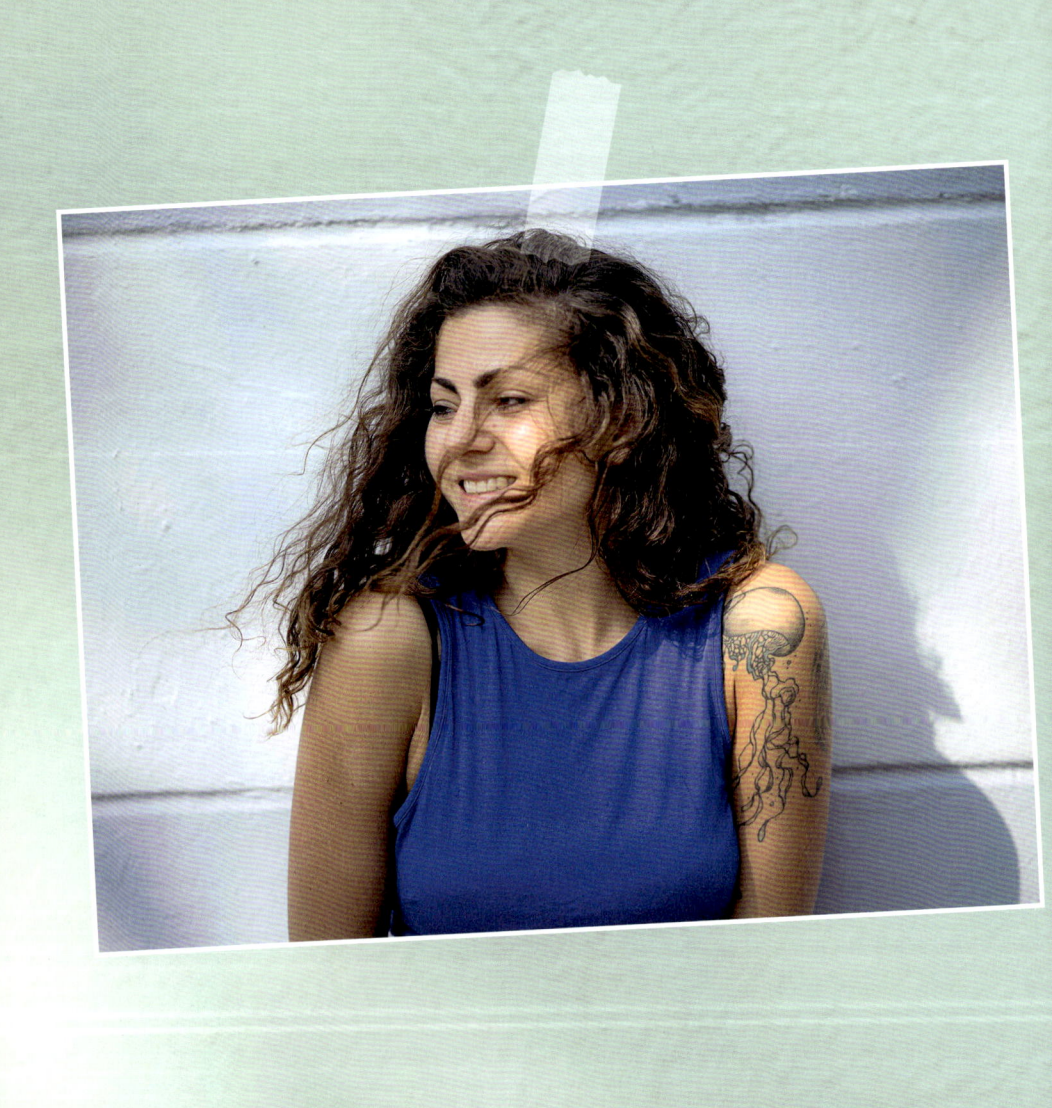

GUT UND SELBSTBESTIMMT LEBEN MIT MS

Neben der medikamentösen Therapie gibt es eine Menge Stellschrauben, an denen du drehen kannst, um einen günstigen Verlauf der MS zu unterstützen: Ernährung, Bewegung, Sport, Entspannung, Meditation sind wichtige Mittel für das innere und äußere Gleichgewicht. Du lernst, Stress zu reduzieren und auf schädliche Verhaltensweisen zu verzichten, und wenn du gut für dich sorgst und einige Dinge beachtest, kannst du dir zumindest sicher sein, deinen eigenen Teil zu einem Leben beizutragen, das eben so normal ist, wie es geht.

MS-gerechte Ernährung

Dass unsere Ernährung einen Einfluss auf unsere Gesundheit hat, ist mittlerweile bekannt und wird auch von eingefleischten Schulmedizinern bestätigt. Doch welche Ernährungsform ist die richtige bei MS? Gibt es da überhaupt die eine Ernährungsform, die allen guttut?

Grundlegende Empfehlungen

Die Antwort auf diese Frage möchte ich gleich vorwegnehmen: Nein, es gibt weder die eine, magische MS-Diät noch gilt für jeden Menschen mit MS genau das Gleiche. So wie jeder Verlauf und jede Form der MS ganz unterschiedlich ist, so bekommen auch bestimmte Ernährungsweisen jedem Menschen unterschiedlich. Dennoch gibt es immer mehr Studien und Literatur zum Einfluss der Ernährung auf die Entstehung und den Verlauf einer MS-Erkrankung. Fakt ist: Eine gesunde, ausgewogene Ernährung ist wichtig und kann einen Beitrag zu einem günstigen MS-Verlauf liefern.

!

Eine gesunde, ausgewogene Ernährung ist wichtig und kann einen Beitrag zu einem günstigen MS-Verlauf liefern.

Kliniken und Universitäten forschen immer tiefergehend in diese Richtung, denn mehr und mehr wird deutlich, wie wichtig die Ernährung für uns im Zusammenhang mit einer langen, stabilen Gesundheit ist. Auch dass gewisse Nahrungsmittel und deren Zusätze das Ausbrechen und die Entstehung von Krankheiten begünstigen kann, wird kaum noch geleugnet. Auch wenn Forscher letztendlich noch uneins darüber sind, ob Pestizide, Chemikalien und andere Gifte, die in unserer Nahrung enthalten sein können, nun tatsächlich die Entstehung der MS begünstigen, gibt es einige gängige Ernährungstipps, die sich in einschlägigen Foren und auf Websites, in Büchern und MS-Ratgebern finden. Auch die Deutsche Multiple Sklerose Gesellschaft (DMSG) und die Aktion Multipler Sklerose Erkrankter (AMSEL) haben auf ihren Websites einige Richtlinien veröffentlicht. Aus diesen und an meine eigenen Arztgespräche und Recherchen angelehnt folgen hier nun einige grundlegende Empfehlungen rund um die Ernährung bei Multipler Sklerose.

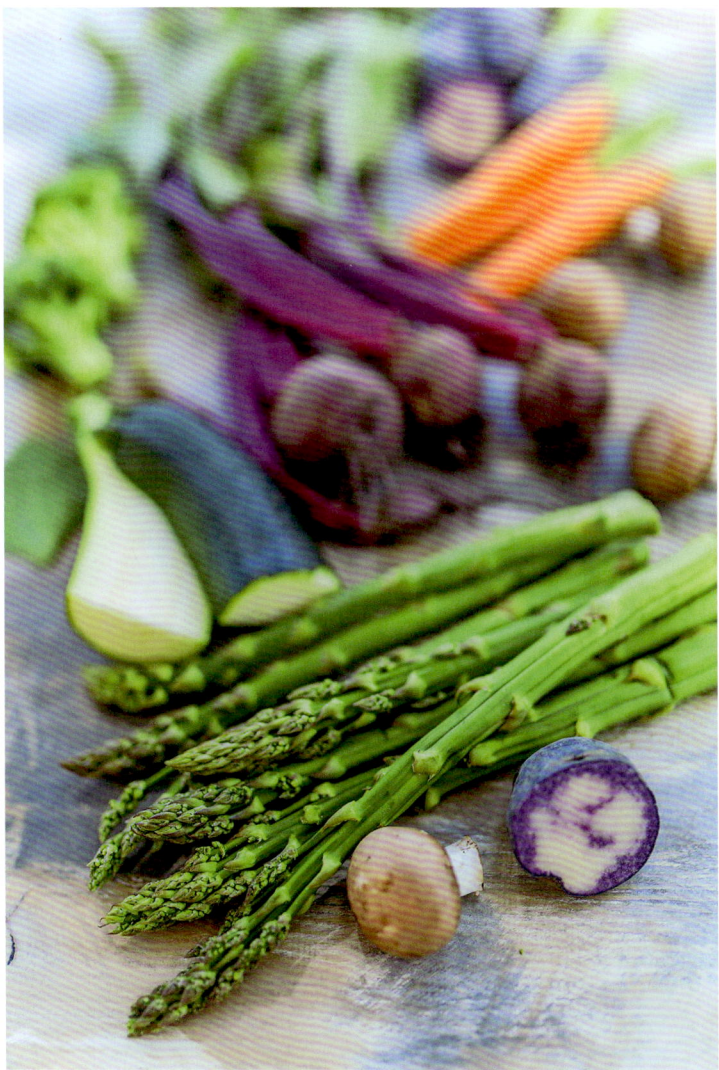

Eine gesunde und ausgewogene Ernährung kann dazu beitragen, den MS-Verlauf positiv zu beeinflussen.

1. Fang an, dich mit deiner Ernährung zu beschäftigen

Ob du nun in den Bioladen gehst oder doch deinem Discounter treu bleibst: Fang an, dich mit dem auseinanderzusetzen, was du dir in den Mund schiebst. Denk daran, dass das, was du isst, dein Brennstoff ist! Deine Nahrung ist das, woraus dein Körper neue Zellen bildet und Energie gewinnt.

Oft essen wir auch unachtsam, nebenbei, im Stehen oder Gehen. Essen wird nebenher erledigt wie eine unliebsame Aufgabe. Solche Verhaltensweisen solltest du nun aktiv in Frage stellen. Sie sind zudem ein Faktor für Übergewicht und können die Entstehung weiterer Krankheiten wie chronischer Verstopfung und Magenbeschwerden begünstigen. Lerne, dein Essen gut zu kauen, bereite es selbst zu und wisse, was du isst. Der Darm gilt nicht umsonst als Sitz der Gesundheit, und es ist nie verkehrt, ihn ein wenig zu entlasten.

2. Verzichte auf Fertigprodukte und verarbeitete Lebensmittel

Dieser Punkt wird wirklich immer erwähnt, und ich stelle mich voll und ganz dahinter. Unsere Supermärkte quellen förmlich über vor hochverarbeiteten Fertigprodukten, die mit gesunder, frischer Nahrung nichts mehr gemein haben außer den Namen. Häufig kann man die Zusatzstoffe und Konservierungsmittel kaum aussprechen. Mein einfacher Tipp: Sobald du auf der Packung eine Zutat findest, die klingt, als stamme sie aus einem Chemielabor, oder die du nicht selbst zu Hause haben könntest, schau dich lieber nach einem anderen Produkt um. Auch künstliche Aromen, die als „natürlich" bezeichnet werden, sind es oft nicht. Sie stammen dann z. B. aus Sägespänen oder bestimmten Pilzkulturen. Zudem stecken in diesen Produkten oft zu viel Salz, Zucker (auch gern als Fruchtzucker, Maissirup oder Saccharose getarnt) und zu viele gesättigte Fettsäuren.

3. Kaufe unbehandelte, natürliche Lebensmittel

Der Einkauf im Bioladen ist immer eine gute Idee. Wenn du saisonal kaufst und auch hier auf Fertigprodukte verzichtest, kann der Einkauf dabei durchaus auch für ein kleines Einkommen erschwinglich sein! Betrachte eine Investition in hochwertige Nahrungsmittel als eine Investition in dein größtes Kapital: deine Gesundheit.

Obst und Gemüse aus biologischem Anbau sind meist deutlich weniger mit Schadstoffen und Pestiziden belastet, die wie bereits erwähnt im Verdacht stehen, etwas mit der Entstehung von MS zu tun zu haben. Viele Düngemittel und Insektizide enthalten Nervengifte, die man – das sagt das Wort schon – bei einer Nervenerkrankung wie MS vermeiden möchte. Basiert deine Ernährung auf biologischem Obst und Gemüse, tust du deiner Gesundheit etwas Gutes, unterstützt ein gesundes Zellwachstum und bietest deinem Körper reichlich gesunde Ballaststoffe, Mineralien, Vitamine und Spurenelemente.

> **!**
>
> Betrachte eine Investition in hochwertige Nahrungsmittel als eine Investition in dein größtes Kapital: deine Gesundheit.

4. Verzichte auf zu viel Fleisch

Tatsächlich wird in fast allen Büchern und fast allen Portalen, die sich mit MS beschäftigen, von einem übermäßigen Fleischkonsum dringend abgeraten. Besonders fettes und gepökeltes Fleisch wie Kasseler, Schweinenacken, Weihnachtsgans, Würste und Schweineschmalz enthalten viel Arachidonsäure, die als entzündungsfördernd eingestuft wird. Generell gilt, dass in Tierprodukten aus ökologischer Landwirtschaft weniger Arachidonsäure enthalten ist als in konventionellen Tierprodukten aus Massentierhaltung, wie man sie im Supermarkt und beim Discounter bekommt. Eine Idee wäre es, den Fleischkonsum deutlich zu reduzieren und statt viel billigem Fleisch eher wenig Fleisch von guter Qualität zu einem höheren Preis zu kaufen. Die Einführung des Sonntagsbratens bei einer sonst vegetarischen Diät ist eine gute Idee, die große Unterstützung aus den Reihen der Ärzte bekommt.

5. Achte auf die richtigen Fette

Bei all dem Hin und Her in den Medien ist es schwer, den Überblick zu behalten, was man gerade meiden soll und was nicht. Lange wurde Fett generell als schlecht angesehen. Mit diesem Vorurteil möchte ich aufräumen, denn gesunde Fette sind gerade wenn man an MS erkrankt ist äußerst wichtig zur Erhaltung der Zellgesundheit. Es gibt gesättigte, einfach ungesättigte und mehrfach ungesättigte Fettsäuren. Bei Letzteren ist auf eine gute Balance zwischen Omega-3- und Omega-6-Fettsäuren zu achten. Normalerweise essen wir nämlich deutlich zu viele Omega-6-Fettsäuren, die vom Körper dann in Arachidonsäure umgewandelt werden – eben jene Säure, die das Entstehen von Entzündungen fördert. Meiden solltest du also fette Milchprodukte wie Sahne und fetten Käse. Auch Schweinefleisch und -schmalz passen nicht zu einer antientzündlichen Ernährungsweise. Sonnenblumenöl hat ein sehr unausgewogenes Verhältnis von Omega 3 zu Omega 6. Empfehlenswerte Öle sind hingegen Olivenöl (kaltgepresst), Rapsöl und Leinöl. Auch in Nüssen wie Mandeln und Walnüssen, in Fisch, Avocados und Oliven sind gesunde Fette enthalten.

6. Iss nachhaltig gefischten Fisch

> **!**
>
> Setze auf Fisch aus nachhaltiger Zucht oder nachhaltiger Fischerei.

Häufig lesen wir von der Überfischung der Meere, von Mikroplastik in Fischen, von Krankheiten der Tiere und von Schleppnetzen, die die gesamte Meereswelt zerstören. Diese Warnungen sind ernst zu nehmen, da die Fischbestände weltweit bedroht sind. Dennoch gilt Fisch nach wie vor als eines der gesündesten Lebensmittel – was also tun? Ich empfehle dir, auf Fisch aus nachhaltiger Zucht oder nachhaltiger Fischerei zu setzen. Generell belegen Studien, dass Menschen mit einem hohen Fischkonsum von mehr als einmal wöchentlich ein geringeres Risiko aufweisen, an MS zu erkranken. Das liegt vor allem an dem günstigen Verhältnis von Omega-3- zu Omega-6-Fettsäuren.

Um mit dem Fischkonsum die ächzenden Weltmeere nicht noch mehr zu belasten, rate ich zu fetten heimischen Fischen. Das sind u. a. der Wels, der sich perfekt zum Grillen eignet, oder Hering aus der Ostsee. Auch Heilbutt und Makrelen aus dem Atlantik sind äußerst gesund, da reich an Omega 3. Achte auf Nachhaltigkeitssiegel auf der Packung!

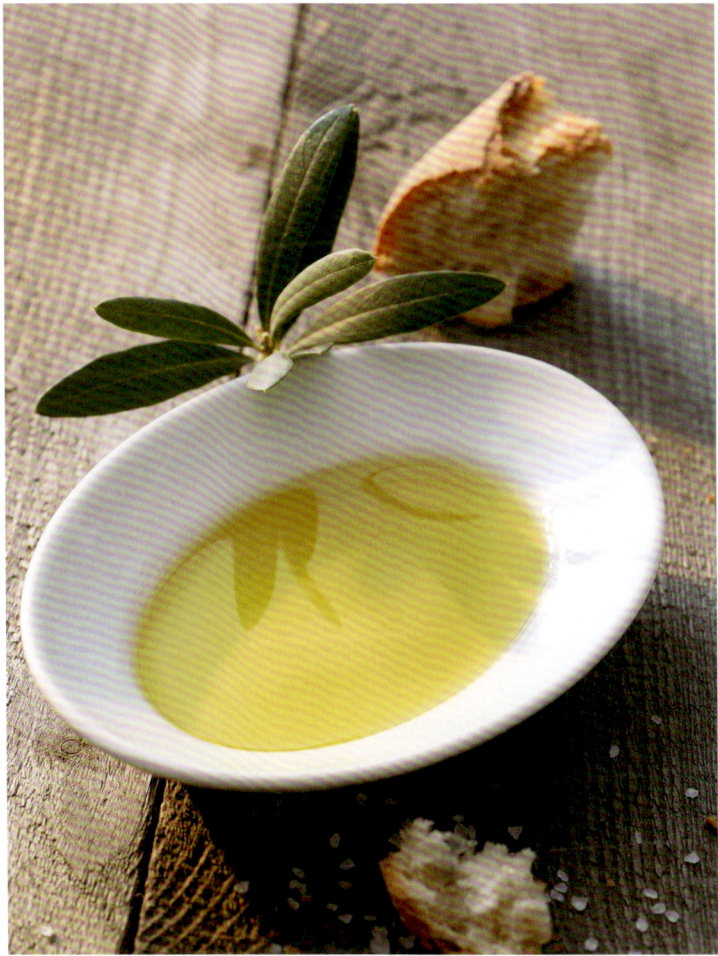

Olivenöl enthält reichlich gesunde Omega-3-Fettsäuren.

7. Verzehre weniger Kohlenhydrate

Die gute alte Ernährungspyramide der Deutschen Gesellschaft für Ernährung (DGE), die einige noch aus Schulzeiten kennen mögen, hat sich im Laufe der Jahre stark verändert. Eine auf Weißmehl, Kartoffeln und anderen stärkehaltigen Produkten basierende Ernährung ist heute nicht mehr uneingeschränkt empfehlenswert. Trotzdem werden wir geradezu überschwemmt von billigen, nährstoffarmen Weißmehlprodukten: hier ein belegtes Baguette auf die Hand, mittags Pommes, da ein Stück Kuchen, am Abend eine Pizza – das ist weder für Menschen mit noch ohne MS gesund. Wenn es Brot sein muss, setze lieber auf echtes Vollkornbrot oder solches, das Saaten wie Leinsamen und Nüsse enthält.

Übrigens ist nicht jedes Brot, nur weil es dunkel ist, ein Vollkornbrot! Die Lebensmittelindustrie scheut nicht davor zurück, billige Weißmehlprodukte nachzufärben, damit sie uns Konsumenten gesünder erscheinen. Gegen Fehlkäufe hilft nur ein Blick auf die Zutatenliste, den ich dir sowieso für die Zukunft ans Herz legen möchte. Weizen hat in den letzten Jahren einiges an Popularität eingebüßt. Ich empfehle, bei einer guten Verträglichkeit ein gesundes Maß zu halten: Ab und an eine Brezel oder ein Keks sind sicherlich nicht schädlich, sie sollten aber die Ausnahme bleiben. Ist der Heißhunger auf Kohlenhydrate zu groß, sind Reis, Kartoffeln oder auch Hülsenfrüchte eine gute, gesündere Alternative, die weniger belastet und lange satt macht.

8. Mit Alkohol bewusst umgehen

Keine Angst, dein Glas Wein werde ich dir nicht nehmen. Alkohol ist – im Gegensatz zu Zigaretten und anderen Drogen – bei Multipler Sklerose nicht verboten. Wein spielt in manchen alternativen Therapien wie dem Wahls-Protokoll sogar eine kleine Rolle. Hier gilt vor allem, dass die Menge das Gift macht. Wer sich jede Woche einen Vollrausch antrinkt, gefährdet nicht nur

! Wer sich jede Woche einen Vollrausch antrinkt, gefährdet nicht nur sein Nervensystem, sondern auch andere wichtige Organe.

sein Nervensystem, sondern auch andere wichtige Organe wie Leber und Nieren. Auch die Abgeschlagenheit und der Kopfschmerz bei einem Kater sind Futter für Fatigue-Attacken.

Was ich bei mir selbst bemerke und auch immer wieder lese und höre, ist eine verminderte Toleranz von Alkohol. Kurzum: Viele Menschen mit MS vertragen einfach weniger. Schwindelgefühle, kognitive Einschränkungen, das Gefühl, „in einem Film zu sein", und Wortfindungsstörungen können die Folge sein. Ein im Rahmen der MS wünschenswerter bewusster Umgang mit dem eigenen Körper sorgt natürlich automatisch auch dafür, dass die Folgen einer durchzechten Nacht sich besonders deutlich abzeichnen und als besonders stark empfunden werden.

Es lohnt sich also, das eigene Trinkverhalten mal zu überdenken. Wie viel trinkst du in der Woche? In welchen Situationen verwendest du Alkohol? Oftmals steht Alkohol in Verbindung mit Entspannung, Spaß oder Genuss. Versuche, durch die bereits erwähnten Entspannungstechniken das Glas Wein oder Bier am Abend zu ersetzen – dein Körper dankt es dir! Alkohol ist ein leichter Weg um „abzuschalten", doch langfristig wirst du vielleicht einen Weg finden wollen, der es dir ermöglicht, nicht zu solchen Hilfsmitteln greifen zu müssen. Ziel ist es, dass Entspannung, soziales Miteinander und Genuss in uns selbst entstehen, ohne dass wir uns mithilfe von Alkohol in diese Zustände bringen müssen.

Häufig angewandte Ernährungsformen bei MS

Häufig geraten neue, explizit als „MS-Diät" bezeichnete Ernährungsformen in die Schlagzeilen der MS-Foren. Mal ist es die vegane Ernährung, mal die ketogene Ernährung. Andere schwören auf Nahrungsergänzungsmittel oder den Verzicht oder Konsum bestimmter Nahrungsmittel. Auf der folgenden Seite zunächst ein Überblick über die häufigsten Ernährungsformen, die bei der MS angewendet werden, sowie ihre Charakteristika.

KOSTFORM	WAS WIRD GEGESSEN?	VERZICHTET WIRD AUF …	WISSENSWERTES
Vegane/ vegetarische Ernährung	Gemüse, Obst, Nüsse, Hülsenfrüchte, Wurzeln, Salate	alle tierischen Produkte: Milch, Fleisch, Eier, Honig, Käse	Eine vegetarische Ernährung ist weniger streng, da bei ihr auch Milchprodukte, Eier und Honig verzehrt werden dürfen.
Flexitarische Ernährung	Gemüse, Obst und Kohlenhydrate als Basis, dazu gelegentlich Fleisch und Fisch	regelmäßigen Fleischkonsum, Verzehr von „Billigfleisch"	Fleisch aus konventioneller Viehwirtschaft enthält oft viel Arachidonsäure und kann Entzündungen fördern.
Rohköstliche Ernährung	Gemüse, Obst, Salate, Kerne, Nüsse, Saaten	gekochte und gebratene Lebensmittel sowie alles was über 42 °C erhitzt wurde	Durch Erhitzen gehen viele Nährstoffe verloren. Bei dieser Ernährung wird viel Wert auf die Qualität der Produkte gelegt.
Ketogene Ernährung	Gemüse, Obst, Fisch, Fleisch, Eier, Nüsse, hochwertige Fette, Avocados	Kohlenhydrate, Zucker, Hülsenfrüchte, Brot	Bei der ketogenen Ernährung ist die Qualität des verzehrten Fleisches ein wichtiges Kriterium. Sie kann auch vegan durchgeführt werden.
Wahls-Protokoll	grünes Gemüse, stark gefärbtes Obst, Fleisch, Innereien, Algen	Zucker, Kohlenhydrate, stark zuckerhaltiges Obst, Industriefleisch	Das von Dr. Terry Wahls entwickelte Protokoll basiert auf einem ausgeklügelten Ernährungssystem.
Glutenfreie Ernährung	Gemüse, Obst, Fisch, Eier, Fleisch, Kohlenhydrate	glutenhaltiges Getreide wie Weizen, Hafer, Mais, Dinkel und Weizenprotein (Seitan, Fleischersatzprodukte)	Gluten wurde in den letzten Jahren häufig kritisch diskutiert, einige Menschen haben eine Intoleranz.
Intervallfasten	alles	jegliche Nahrung für 16 Stunden täglich, in den restlichen acht Stunden wird maßvoll gegessen	Diese Ernährungsform ahmt den gesunden Effekt des Heilfastens in einer alltagstauglichen Ernährungsform nach.

Gibt es „die" richtige Ernährung?

Ich möchte zu keiner Ernährungsweise zu- oder davon abraten. Dafür gibt es einfach zu viele Parameter, die für jeden Menschen ganz individuell darüber bestimmen, ob eine bestimmte Ernährungsform für ihn funktioniert oder nicht. So können einige Menschen deutlich besser und leichter auf bestimmte Lebensmittel verzichten als andere. Manche spüren durch eine Ernährungsumstellung ganz deutliche Verbesserungen, andere sind sich dessen nicht sicher, wieder andere merken gar nichts.

Das Einzige, von dem ich wirklich abraten möchte, ist, einfach gar nichts zu tun. Einfach so weiterzumachen wie bisher, den Kopf in den Sand zu stecken und sich aus purem Trotz nicht mit der Kraft der Ernährung im Bezug auf unsere Gesundheit auseinanderzusetzen, halte ich für eine sehr große verpasste Chance. In vielen alten Medizinschulen wie der traditionellen chinesischen Medizin (TCM) oder dem indischen Ayurveda wird der Ernährung und dem Atem eine äußerst wichtige Rolle zugeschrieben. Man mag von diesen Konzepten halten, was man will, aber ihr Bestehen über tausende Jahre hinweg sollte Anlass zum Nachdenken sein. Unser Darm, unsere Verdauung ist ein komplexes System, in dem unzählig viele Prozesse ablaufen. Hier leben tausende Bakterien, die unser Immunsystem beeinflussen, hier wird unser Brennstoff – unsere Nahrung – in Energie umgewandelt.

Eine gute Idee kann es sein, deinen Neurologen nach Tipps rund um die Ernährung bei MS zu fragen. Gemeinsam könnt ihr dann einen Speiseplan für dich entwickeln, der gut umsetzbar ist. Sollte dein Arzt dich hierzu nicht beraten wollen oder können, empfehle ich dir, eine zweite oder auch dritte Meinung von einem anderen Arzt einzuholen. Lass dich nicht abwimmeln! Auch ein Ernährungsberater, ein Osteopath oder ein Ernährungskurs von der Krankenkasse können neue Impulse im Hinblick auf deine Ernährung geben.

!

Auch ein Ernährungsberater, ein Osteopath oder ein Ernährungskurs von der Krankenkasse können neue Impulse im Hinblick auf deine Ernährung geben.

Das Wichtigste ist, dass deine Ernährung zu dir und deinem Lebensstil passt. Niemandem ist geholfen, wenn sich ein Fleischliebhaber vom einen auf den anderen Tag mit einer veganen Diät konfrontiert sieht. Hier ist eher ein langsames Abgewöhnen des hohen Fleischkonsums zu empfehlen. Wer Brot und Nudeln liebt, wird an der ketogenen Ernährung schnell verzweifeln. Wenn wir eine Ernährungsform wählen, die uns unser liebstes Lebensmittel verbietet, werden wir das Gefühl nie los, wegen der MS etwas zu entbehren. Deswegen empfehle ich, ein paar Dinge für dich selbst und in Begleitung deines Arztes auszuprobieren. Nur so kannst du herausfinden, was genau für dich funktioniert, was dir guttut – und was nicht. Es ist nicht leicht, zwischen all den Ratgebern und Profilen in den sozialen Netzwerken die Ernährungsform zu finden, die langfristig eingehalten werden kann. Was hilft? Eine offene, neugierige Grundhaltung. Das Wissen, sich selbst etwas Gutes zu tun und Zeit (und ja, auch Geld) in das eigene Wohlbefinden zu investieren. Wenn wir uns einmal den vielen Möglichkeiten öffnen, die z. B. die vegetarische Küche für uns bietet, oder wenn wir das erste Mal die große Leichtigkeit und die Energie spüren, die durch den Lebensmittelverzicht beim Intervallfasten ausgeschüttet wird, öffnen wir unser Leben für so viele neue Möglichkeiten.

Wer aber Verzicht, Kargheit und Hunger fürchtet, wird sich mit jeglicher Ernährungsumstellung schwer tun. Hier ist es also ganz wichtig, die Position des „Müssens" zu verlassen und sich vielmehr über das Geschenk des „Dürfens" zu freuen. Vielfältige Genüsse, ob nun körperlicher oder kulinarischer Natur, sind das Mindeste, worüber du dich dann freuen kannst. Um im besten Fall bestätigt sich das durch einen stabilen, milden Verlauf der Krankheit.

Antientzündliche Ernährung

Die antientzündliche Ernährung möchte ich hier näher vorstellen, weil sie mir selbst sehr geholfen hat. Als ich das erste Mal auf die zertifizierte Ernährungsberaterin Helen Scheu und ihren Blog, www.weglasserei.de, stieß, war ich begeistert: Ich fand immer wieder leckere, schnelle Rezepte, die sich mit meinem Anspruch an eine gesunde Ernährung decken. Doch was bedeutet „gesund" eigentlich im Zusammenhang mit MS und anderen chronisch-entzündlichen Erkrankungen? Wie geht das? Und ist eine antientzündliche Ernährung schwierig umzusetzen und was bringt mir das überhaupt? All diese Fragen konnte ich Helen in einem Interview stellen.

Antientzündliche Ernährung ist gerade bei Menschen mit chronisch-entzündlichen Erkrankungen ein großes Thema. Zu Recht?
Helen: Auf jeden Fall! Wie der Name „entzündliche" Erkrankung schon sagt, liegt dabei eine Entzündung im Körper vor. Wer sich an eine antientzündliche Ernährung hält, lässt Lebensmittel weg, die Entzündungen fördern. Aber es gibt ebenso Lebensmittel, die Entzündungen hemmen, die bevorzugt in den Speiseplan integriert werden können. Dabei sollte die Ernährung aus ganzheitlicher und naturheilkundlicher Sicht basenüberschüssig gestaltet werden. Das bedeutet, dass sie überwiegend aus Gemüse und Obst besteht. Das ist so wichtig, weil bei einer chronischen Entzündung immer viele freie Radikale beteiligt sind. Gemüse und Obst liefern viele verschiedene Antioxidantien, die die freien Radikale unschädlich machen.

Das Wort „freie Radikale" hört man immer wieder, auch in Hinsicht auf eine antientzündliche Ernährung. Kannst du erklären, was das ist?
Freie Radikale produziert der Körper selbst, sie können aber auch von außen in den Körper gelangen, z. B. durch Lebensmittelzusatzstoffe, Zucker, Pestizide, Chemikalien usw. Sie sind unvoll-

ständige und instabile Moleküle, weil ihnen ein Elektron fehlt. Du kannst sie dir wie einen Dieb vorstellen, der durch den Körper streift. Um wieder vollständig zu werden, klaut er dem nächsten Molekül, das ihm begegnet, ein Elektron. Das kann z. B. ein Molekül der Körperzellen sein. Das wird nun selbst zum freien Radikal, weil ihm jetzt ein Elektron fehlt. So beginnt eine gefährliche Kettenreaktion. Die kann von den Antioxidantien unterbrochen werden. Sie geben ein Elektron ab, ohne anschließend zum freien Radikal zu werden.

Wie wichtig ist es in deinen Augen, dass sich Menschen mit chronisch-entzündlichen Erkrankungen besonders mit ihrer Ernährung auseinandersetzen?
Ich halte das für sehr wichtig, weil der Körper bei einer chronisch-entzündlichen Erkrankung aus dem Gleichgewicht geraten ist. Eine antientzündliche Ernährung kann dazu beitragen, dass die Entzündungen im Körper nicht weiter angefeuert werden. So kann dem Körper geholfen werden, wieder mehr ins Gleichgewicht zu kommen. Ergänzend dazu gehören auch Dinge wie ein richtiges Stressmanagement, den Darm gesund zu halten und für ausreichende Mineralstoffversorgung zu sorgen, falls Mangelerscheinungen bestehen.

Und wie bemerkt man einen solchen Mangel?
Ein Mineralstoffmangel kann sich auf verschiedenste Weise bemerkbar machen. Ein leichter Mangel zeigt sich oft mit Müdigkeit, Kopfschmerzen, Schlappheit, Konzentrationsschwierigkeiten oder Schwindel. Diese Beschwerden können auch andere Gründe haben, deshalb kann man anhand der Beschwerden nicht gleich von einem Mineralstoffmangel ausgehen. Solltest du einen Mineralstoffmangel bei dir vermuten, lässt du am besten beim Arzt oder Heilpraktiker einen Bluttest machen. Dann können die fehlenden Mineralstoffe gezielt über die Ernährung auf-

!

Solltest du einen Mineralstoffmangel vermuten, lass beim Arzt oder Heilpraktiker einen Bluttest machen.

genommen werden oder auch über Nahrungsergänzungsmittel, falls der Mangel bereits größer ist.

Gibt es Lebensmittel, von denen du bei MS definitiv abraten würdest, und warum?

Ja, die gibt es auf jeden Fall. Das sind Lebensmittel mit einem schlechten Verhältnis von Omega-6-Fetten zu Omega-3-Fetten. Lebensmittel mit einem ungünstigen Fettsäureverhältnis sind z. B. Sonnenblumenöl, Schweinefleisch, Sahne und fetter Käse, daher sollten sie bei MS gemieden werden. Sie passen nicht ins Konzept, wenn man sich zumindest grob an eine antientzündliche Ernährung halten möchte.

Gibt es bestimmte Lebensmittel, die bei MS besonders günstig sind? Welche sind das, und warum sind diese günstig?

Auch die gibt es glücklicherweise. Das sind Lebensmittel mit einem idealen Verhältnis von Omega-6- zu Omega-3-Fetten. Dazu gehören z. B. Leinöl, Rapsöl, Olivenöl, Fisch, Mandeln, Walnüsse, Avocado und Oliven. Die Omega-3-Fette wirken entzündungshemmend und können bei einer chronisch-entzündlichen Erkrankung wie MS oft zu einer deutlichen Verbesserung führen. Wichtig ist, dass die Omega-3-Fette täglich aufgenommen werden. Entzündungshemmend wirken außerdem auch grüne Blattgemüse wie Spinat und Brokkoli, Kurkuma, Ingwer, Kirschen und Blaubeeren. Grund dafür sind die darin enthaltenen Antioxidantien, die dabei helfen, Entzündungen zu hemmen.

Wie groß kann der Einfluss der Ernährung auf den Verlauf der Erkrankung tatsächlich sein? Was ist realistisch, was nicht?

Da ich keine Therapeutin bin, kann ich leider nichts zum Verlauf von Krankheiten sagen. Grundsätzlich hat die Ernährung einen großen Einfluss auf die Gesundheit. Ich erlebe es oft, dass es meinen Klienten schon mit kleinen Veränderungen in der Ernährung besser geht und dass sich Blutwerte durch die Ernährungsumstellung bessern. Der griechische Arzt Hippokrates sagte: „Deine Nahrungsmittel seien deine Heilmittel." Dieses Zitat verdeutlicht gut, dass die richtigen Nahrungsmittel tatsächlich heilen können. Was unrealistisch ist, das ist, zu schnell Ergebnisse zu erwarten, vor allem bei Blutwerten. Wenn die Ernährung jahrzehntelang ungesund war, kann es sein, dass der Körper eine Weile braucht, um wieder ins Gleichgewicht zu kommen.

Wie lange dauert es, bis der Körper auf eine Nahrungsumstellung reagiert? Spürt man irgendwann eine deutliche Verbesserung?
Das ist bei jedem ganz verschieden. Es kommt darauf an, wie die Ernährung davor war, wie es demjenigen gesundheitlich geht und wie genau er sich an die Vorgaben der neuen Ernährung hält. Manche spüren schon nach ein paar Tagen, wie sich z. B. der Bauch bei Verdauungsbeschwerden beruhigt. Wenn jemand anfängt, täglich Omega-3-Fette zu essen und sie davor kaum zu sich genommen hat, kann es mehr als drei Monate dauern, bis eine Verbesserung spürbar wird. Dazu kommt, dass auch andere Faktoren für das Wohlbefinden verantwortlich sind, wie z. B. Bewegung und Entspannung. Wenn jemand seine Ernährung auf gesund umstellt und dabei übelsten Stress im Job hat, kann es sein, dass er den positiven Effekt der Ernährungsumstellung kaum merkt. Wichtig ist es deshalb, sich nicht nur auf die Ernährungsumstellung zu versteifen, sondern auch die anderen Lebensbereiche umzustellen bzw. unter die Lupe zu nehmen, falls die gewünschte Besserung nicht eintritt.

Welche Verhaltensweisen tragen dazu bei, eine Mahlzeit besonders bekömmlich zu machen?
Das ist auch ein Punkt, der zu einer erfolgreichen Ernährungsumstellung beiträgt: sich Zeit zu lassen beim Essen und gründlich zu kauen. Auch ich muss mich in stressigen Zeiten immer wieder

daran erinnern, in Ruhe zu essen und genügend zu kauen. Umso hektischer wir essen, umso weniger kauen wir meistens. Das Kauen ist so wichtig, weil die Verdauung schon im Mund beginnt. Dort werden Verdauungsenzyme mit dem Speichel ausgeschüttet. Durch das Kauen werden sie mit dem Essen vermischt. Wenn nicht genügend gekaut wird, wird ein Schritt in der Verdauung übersprungen. Im Darm kann das Essen nicht komplett verdaut werden, was zu Verdauungsproblemen führen kann. Auch die Nähr- und Vitalstoffe können dann nicht komplett aus dem Essen aufgenommen werden.

> **!**
>
> Wenn nicht genügend gekaut wird, wird ein Schritt in der Verdauung übersprungen.

Was kann ich tun, wenn mich mein Arzt in Richtung antientzündliche Ernährung gar nicht berät und sagt: „Essen Sie einfach, was Ihnen schmeckt"? Sollte ich mich dennoch mit meiner Ernährung auseinandersetzen?

Ich kann es jedem nur ans Herz legen. Es muss ja keine radikale Umstellung von heute auf morgen sein. Mit kleinen Veränderungen können auch schon positive Effekte erreicht werden. Im Internet gibt es viele Seiten, auf denen man sich über Ernährung informieren kann. Im Fall einer chronisch-entzündlichen Erkrankung würde ich eine basenüberschüssige und antientzündliche Ernährung empfehlen. Wem die Informationsflut zu verwirrend ist, kann sich die Hilfe von einem Ernährungsberater holen. Hier empfehle ich eine ganzheitliche Ernährungsberatung, weil dabei nicht nur die Ernährung betrachtet wird, sondern auch der allgemeine Gesundheitszustand und der Alltag des Betroffenen einbezogen wird.

Vier leckere Gerichte

Warmer Haferbrei mit Bio-Obst

Nichts tut so gut, wie mit einem leckeren, warmen Porridge in den Tag zu starten. Er macht lange satt, versorgt dich mit allen Nährstoffen und ist vegan.

Zubereitungszeit: 10 Minuten

Zutaten für 1–2 Portionen

1 Tasse feine Bio-Haferflocken

2 Tassen Pflanzenmilch oder Wasser

1 Prise Salz

Süße nach Geschmack: Agavendicksaft, Stevia, Kokosblütenzucker oder Honig

2 Tassen klein geschnittenes Bio-Obst der Saison

1 Handvoll gehackte Nüsse und Kerne (Sesam, Mandeln, Walnüsse, Leinsamen)

2 EL Kokoscreme

Zubereitung:

- Gib die Pflanzenmilch in einen Topf und lass sie auf dem Herd heiß werden. Sobald die Milch zu sieden beginnt, gibst du die Haferflocken in den Topf und reduzierst die Wärme. Die Haferflocken quellen nun auf. Schmecke mit Salz und Süße ab und lass sie bis zur gewünschten Konsistenz weiterköcheln.
- Röste währenddessen in einer kleinen Pfanne die Nüsse an.
- Gib das klein geschnittene Obst in eine Schüssel und die Haferflocken darüber. Toppe das ganze mit einem Löffel Kokoscreme und den gerösteten Nüssen.

Quinoabowl mit frischem Gemüse

Über das „hippe" Urkorn Quinoa habe ich lange die Nase gerümpft – doch mittlerweile bin ich Fan. Es ist glutenfrei, megagesund und macht lange satt. Hier ein schneller Salat, der sich auch toll zum Mitnehmen ins Büro oder für ein Picknick eignet.

Zubereitungszeit: 10 Minuten + 20 Minuten Kochzeit

Zutaten für 2 Portionen

2 Tassen Quinoa

4 Tassen Wasser

½ TL Salz

1 Paprikaschote

1 Handvoll Radieschen

½ Gurke, ungeschält

1 Frühlingszwiebel

1 Handvoll Rosinen (nach Geschmack)

frisch gemahlener Pfeffer, Salz

½ Bund Koriander oder Petersilie

1 Limette

1 EL Honig

Zubereitung:

• Gib das Quinoa zusammen mit dem Wasser und dem ½ TL Salz in einen Topf. Deckel drauf und aufkochen lassen, dann die Flamme reduzieren und den Deckel schräg auf den Topf legen.

• Während das Quinoa ca. 20 Minuten bissfest gart, schneide das Gemüse in kleine Würfel, Streifen oder Scheiben. Hacke die Kräuter klein.

• Verrühre den Saft von einer Limette mit Honig, Salz und Pfeffer.

• Wenn das Quinoa fertig gegart ist, vermische es mit dem Gemüse, den Kräutern, den Rosinen und dem Dressing. Lass alles 5 Minuten durchziehen. Der Salat kann lauwarm oder kalt gegessen werden.

Ofenkürbis mit Zimt und Feta

Dieses Rezept, das im Original von Kochvirtuose Yotam Ottolenghi stammt, spielt mit dem Kontrast zwischen süß, scharf und salzig. Der Ofenkürbis ist warm und wohltuend, kann aber auch kalt gegessen werden und eignet sich als Hauptgericht oder als Vorspeise.

Zubereitungszeit: 5 Minuten + 15 Minuten Backzeit

Zutaten für 2 Portionen

½ Hokkaidokürbis, ungeschält

2 Knoblauchzehen, gehackt

1 TL Zimt, gemahlen

2 EL helle Sojasoße

2 EL kalt gepresstes Olivenöl

½ TL Chiliflocken

1 Limette, ausgepresst

Salz, Pfeffer

200 g Bio Fetakäse, zerkrümelt (nach Belieben)

2 Frühlingszwiebeln, in Ringe geschnitten (mit dem Grün)

Beilage nach Belieben: Reis, Baguette oder Rucolasalat

Zubereitung:

- Heize den Ofen auf 180 °C vor. Wasche den Kürbis und schneide ihn in mundgerechte Stücke. In einer Schüssel vermengst du die Kürbisspalten mit allen Zutaten bis auf den Fetakäse und die Frühlingszwiebeln und lässt sie kurz marinieren.
- Gib den marinierten Kürbis samt der restlichen Marinade auf ein mit Backpapier belegtes Backblech, streu den Fetakäse und die Frühlingszwiebeln darüber und schiebe alles in den Ofen.
- Wenn der Kürbis nach ca. 15 Minuten bissfest gegart und der Käse gebräunt ist, nimm ihn aus dem Ofen und serviere ihn mit der gewünschten Beilage heiß. Dazu passen eine Joghurtsoße oder Zitronenscheiben.

Obstcrumble mit Kokosmilch

Anstatt für das Dessert zu Eiscreme aus dem Supermarkt zu greifen, die oft voller Fett, Zucker und Konservierungsstoffe steckt, setze ich lieber auf dieses leckere Crumble. Ich habe wirklich immer positives Feedback darauf bekommen, und es ist so einfach (und günstig!) zuzubereiten.

Zubereitungszeit: 10 Minuten + 20 Minuten Backzeit

Zutaten für 2 Portionen

1 Tasse klein geschnittenes Obst nach Wahl (besonders eignen sich Äpfel, Ananas, Beeren und Pflaumen)

1 Tasse kernige Haferflocken

½ Tasse Vollkornmehl

100 g weiche Bio-Butter, Bio-Margarine oder Kokosöl

1 EL brauner Zucker, Honig oder andere Süße

1 Prise Salz

2 EL Kokoscreme

Zubereitung:

* Heize den Ofen auf 180 °C vor. Schlage das Fett mit dem Zucker schaumig und rühre Mehl und Haferflocken unter. Füge Salz und ggf. Zimt hinzu und knete, bis ein Streuselteig entsteht.
* Gib das Obst in eine feuerfeste Schale und bedecke es mit den Streuseln. Stelle alles für ca. 20 Minuten in den Ofen, bis das Obst weich und die Streusel gebräunt sind.
* Garniere das Ganze mit einem Klecks Kokoscreme und serviere es warm.

Rauchen bei MS

Ich selbst habe geraucht, seit ich 14 bin. Ich bin damals in die klassische „Coolness"-Falle getreten: Alle rauchen, Samira will Freunde finden und beliebt sein – Samira fängt an zu rauchen. Es dauerte nicht lange, und die Dinger fingen an, mir zu schmecken.

Ich liebte meine Zigarette: zum Kaffee, morgens nach dem Aufstehen, nach dem Essen, wenn ich mit Freunden zusammensaß, zum Bierchen, nachmittags im Park, die erste nach einem Langstreckenflug, Zigaretten nach dem Sex, Zigaretten, wenn ich schrieb ... ja, eigentlich immer, wenn man es genau nimmt. Kurz und gut: Ich rauchte teilweise fast eine Schachtel am Tag. Und ich fand es noch nicht mal schlimm, sondern war der festen Überzeugung, dass ich die Zigaretten sehr genoss und dass sie mir Gelassenheit, Selbstsicherheit und Lebensqualität gaben.

In meinen Gedanken war ich die verruchte Femme fatale, die lässig Rauch aus dem Mundwinkel blies. In der Realität stanken meine Hände, meine Haare, meine Kleidung. Aber hey – ich rauche einfach gerne! Oder?

Das erste Mal, dass ich mich tatsächlich mit dem Rauchen auseinandersetzte bzw. mit dem Fakt, dass ich „aus Versehen" doch nicht mit achtzehn (meine erste Deadline) oder mit zwanzig (meine zweite Deadline) aufgehört hatte, war, als ich den Verdacht auf eine MS geäußert bekam. Ich lag im Krankenhaus, und dank der schmerzhaften Lumbalpunktion konnte ich kaum laufen. Ich konnte also nicht aufstehen, um den Aufzug zu nehmen und zur Raucherinsel zu watscheln, um mir dort, gemeinsam mit den anderen Rauchern in Krankenhausnachthemden, eine anzustecken.

Ich bat also die Krankenschwester um Nikotinpflaster, die ich auch bekam, und dachte, damit sei das Kapitel „Rauchen mit MS" jetzt beendet. Wäre es doch nur so einfach! Denn kaum konnte ich wieder laufen – was tat ich? Genau: rein in den Auf-

> **!**
>
> Das erste Mal, dass ich mich tatsächlich mit dem Rauchen auseinandersetzte, war, als ich den Verdacht auf MS geäußert bekam.

zug, runter zur Raucherinsel. Die erste Zigarette nach vier Tagen – sie war so, so köstlich. Gleichzeitig musste ich mich ganz schön anstrengen, um nicht zu sehen, wie sich meine Leidensgenossen schwer atmend und mit zitternden Händen mit mir um den Aschenbecher drückten, Menschen mit Nervenleiden wie ich, die aktiv und bewusst mehrmals täglich Nikotin, reines Nervengift, konsumierten.

Doch ich wollte und konnte nicht aufhören. Dennoch schwang bei jeder Zigarette ein kleines schlechtes Gewissen mit. Denn es ist überall nachzulesen und weithin bekannt: Rauchen wird nicht nur als einer der potenziellen Auslöser für MS, sondern auch als Risikofaktor für eine Verschlechterung der Krankheit gesehen. Es ist also, um es kurz zu machen, dringend angeraten, mit dem Rauchen aufzuhören. Nikotin ist ein Nervengift. Natürlich sollte man wenn man eine Nervenkrankheit hat nicht täglich mehrmals (oder auch nur einmal) Nervengift zu sich nehmen. Das liegt schon in der Natur des Wortes. „Ich habe schon die Krankheit – jetzt werde ich nicht auch noch meinen letzten Lebensgenuss aufgeben!", so dachte ich und qualmte stur weiter.

Doch irgendwo ganz versteckt in meinem Unterbewusstsein regte sich etwas: „Du weißt, dass Rauchen schädlich ist – sowieso, und vor allem Rauchen bei MS." Es war eine leise Stimme, doch sie wurde lauter und lauter. Irgendwann konnte ich sie nicht mehr ignorieren. Die Stimme in mir schrie mich an: „Du bist bescheuert! Hör auf mit dem Mist! Hör auf zu rauchen!" Und endlich wachte ich auf. Ich wusste: Ich würde nicht mehr täglich absichtlich Nervengift einatmen, wenn ich unter einer Nervenkrankheit litt. Ich wusste zwar, dass es nicht ganz einfach werden würde – aber noch härter stellte ich mir ein Leben mit einem sekundär progredienten Verlauf meiner MS vor.

Also, wie habe ich es geschafft, das Rauchen aufzugeben?

1. Ich habe so lange gewartet und weiter geraucht, bis ich wirklich aufhören wollte. Dieser Punkt kam, denn:

2. Ich habe mich gezielt als einzige Raucherin immer mehr unter Nichtrauchern aufgehalten. Das funktioniert prima, weil man sich so richtig schön schäbig fühlt, wenn man die einzig chronisch kranke Person ist und dazu die einzige, die ständig rausrennt, um sich ihr Gift reinzufahren. Da wird einem erst mal klar, wie paradox das Ganze ist.

3. Ich habe das Buch „Endlich Nichtraucher" von Allen Carr gelesen. Dieses Buch ist magisch, und vor allem: Es funktioniert – auch wenn ich es dafür drei Mal lesen musste.

Wir merken gar nicht, dass Zigaretten nichts für uns tun. Das Rauchen schafft lediglich eine Sucht, die dazu führt, dass wir rauchen müssen, um die Entzugssymptome zu lindern. Deswegen entspannen uns Zigaretten, deswegen schmecken sie uns. Ohne Nikotinabhängigkeit und vor allem eine große Gehirnwäsche würden wir niemals mehrmals täglich Gift zu uns nehmen! Um es mit den Worten von Allen Carr zu sagen: „Rauchen ist, als würden wir den ganzen Tag mit dem Kopf gegen eine Wand rennen – nur weil es so schön ist, wenn wir ab und an fünf Minuten damit aufhören können." Und so rauchte ich, als ich nach 600 Kilometern zu Fuß auf dem Jakobsweg in Santiago de Compostela ankam, meine letzte Zigarette.

> **!**
>
> Meine letzte Zigarette rauchte ich, als ich nach 600 Kilometern zu Fuß auf dem Jakobsweg in Santiago de Compostela ankam.

Du kannst nur dazugewinnen, wenn du jetzt die ersten Schritte gehst, um dich aus deiner Zigarettensucht zu befreien. Du wirst wieder frei atmen können, wirst dein Nervensystem nicht mehr systematisch zerstören, wirst nicht mehr nach Zigaretten stinken. Du wirst keinen Stress mehr haben, wenn du an einem Ort ohne Zigarettenautomat bist und deine Zigaretten alle sind. Du wirst Langstreckenflüge ohne Entzugserscheinungen genießen können. Du musst nicht im Winter vor die Tür, um dir die Finger „genussvoll" bei einer Zigarette abzufrieren, die unter diesen Umständen sicherlich keinen Genuss darstellt. Generell trügt die verblümte Vorstellung, die wir von Zigaretten haben. Denken wir ans Aufhören, schießen uns fast wehmütig Bilder von dieser wunderbaren Zigarette zum Glas Wein, der Zigarette zum Kaffee oder nach dem Essen durch den Kopf. An die anderen 15 Zigaretten, die wir uns gehetzt an der Bushaltestelle reinquälen oder die wir aus purer Langeweile rauchen, bis wir Halsschmerzen bekommen und am nächsten Tag gelben Auswurf haben, denken wir dabei nie …

Mit dem Rauchen aufzuhören ist eine große Veränderung im Leben, vor allem wenn man viele Jahre lang geraucht hat. Ich möchte an dieser Stelle auch nur kurz die jährlich etwa 121.000 Menschen erwähnen, die laut dem Deutschen Krebsforschungszentrum DKFZ an den Folgen des Rauchens sterben. Das haben die meisten Raucher sowieso irgendwo im Hinterkopf, wo es geflissentlich ignoriert wird. Ich möchte darauf hinweisen, dass der Nikotin-„Verzicht" gar kein Verzicht ist! Denn du verzichtest nicht, wenn du aufhörst zu rauchen. Nur wenn du weiterrauchst, verzichtest du ganz bewusst (und zu einem sehr hohen Preis) auf das Wertvollste in deinem Leben: deine Gesundheit.

Die Krankenkasse unterstützt dich bei der Rauchentwöhnung mit Kursen und Broschüren. Dein Arzt kann dich hier ebenfalls beraten. Hab keine Angst: Es wird eine große Befreiung und ein großer Genuss sein, nicht mehr rauchen zu müssen und deinen Körper zu vergiften! Vermisse ich das Rauchen? Wenn das passiert, dann ist es nach einer Minute wieder vorbei, und dann freue ich mich, dass ich mich nicht mehr selbst zu vergiften brauche. Geht es mir besser? Ja, auf alle Fälle. Würde ich wieder rauchen? Um nichts in der Welt. Und du schaffst das auch!

Aktiv, gesund und ausgeglichen – mit MS

Sport

Sport hält fit, tut der Seele gut und stärkt den Körper. Doch gilt das auch für Menschen mit MS? Sicherlich stellst auch du dir die Frage, ob du nun weiterhin Sport treiben kannst, oder ob du – wenn du bisher zu der eher gemütlichen Fraktion gehört hast – nun damit anfangen solltest.

Mittlerweile sind sich Ärzte und Forscher einig, dass Sport bei MS guttut und sogar ein wichtiger Baustein der individuellen MS-Therapie sein kann. Wichtig ist dabei, dass du einen Sport wählst, der zu dir, deinem MS-Verlauf und deinen persönlichen Bedürfnissen und Besonderheiten passt.

Ich selbst war vor der Diagnose ein absoluter Sportmuffel. Schon in der Schule habe ich nicht wirklich gern Sport gemacht, ich war nicht besonders gut, was sich auch in meinen Sportnoten niederschlug. Der Leistungsdruck in Verbindung mit dem Sport gefiel mir gar nicht, und so schob ich nach dem Abitur lange Zeit eine extrem ruhige Kugel. Erst als ich die Diagnose MS erhielt und zu verstehen begann, wie unendlich wunderbar und wertvoll unsere Fähigkeit ist, uns zu bewegen, begann ich Sport zu treiben. Ich fasste damals einen Entschluss: Ich würde so fit und sportlich werden, wie es eben für mich geht. Ich werde so viel laufen wie ich nur kann, für den Fall, dass das irgendwann mal nicht mehr möglich sein sollte.

Ich versuchte so einiges: Fitnessstudio, HIT, Yoga. Momentan gehe ich ein- bis zweimal die Woche für ca. 45 Minuten laufen und mache zusätzlich ein- bis zweimal Yoga oder Fitnesstraining. Insgesamt komme ich auf zwei- bis viermal Sport pro Woche, insgesamt dürften es zwei bis drei Stunden sein. Am liebsten trainiere ich morgens, dann „habe ich es hinter mir". Zudem fahre ich fast alle Strecken mit dem Rad, gehe immer zu Fuß und nehme immer die Treppen. Auch diese kleinen Bewegungseinheiten summieren sich nämlich!

Wenn auch du noch nie Sport getrieben hast, kann also jetzt – je nach deiner körperlichen Verfassung – ein guter Zeitpunkt sein, diesen gesunden Aspekt in dein Leben zu integrieren. Dabei muss niemand zum Hochleistungssportler werden: Es geht darum, deinen Körper in Bewegung zu bringen, zu dehnen und zu stärken und ein verbessertes Körpergefühl zu bekommen.

! Wichtig ist, dass du einen Sport wählst, der zu dir, deinem MS-Verlauf und deinen persönlichen Bedürfnissen und Besonderheiten passt.

Folgende Sportarten eignen sich u. a. besonders gut bei MS:

- Yoga, Pilates, Tai Chi, Qigong
- Radfahren, Schwimmen, Tanzen, Klettern, Rudern, Reiten
- Fitness, Krafttraining

Generell gilt: Jede Sportart, die dich anspricht und gegen die aus ärztlicher und physischer Sicht nichts spricht, kannst du ausüben! Wichtig ist, dass du dir Pausen gönnst, wenn du sie brauchst. Falscher Ehrgeiz ist hier fehl am Platz. Taste dich lieber langsam an ein Sportpensum heran, mit dem du dich wohlfühlst. Versuche also, ganz genau auf deinen Körper zu hören. Das kann anfangs noch recht kniffig sein, vor allem, wenn du vorher nicht sportlich aktiv warst. Denn dann stellt sich oft die Frage, ob das nun MS-bedingte Erschöpfung ist, die einen an das Sofa fesselt, oder doch nur der eigene innere Schweinehund. Mein Tipp: Wenn du dir unsicher bist, ob du fit genug für dein normales Sportprogramm bist, dann denke dir eine leichtere, kürzere Einheit aus. Oder mach einen Spaziergang. Spürst du dann, dass wirklich nichts geht, spricht auch nichts dagegen, das Experiment sofort wieder abzubrechen. Dann sind Ruhe und Schonung angesagt. Aber oftmals überrascht es angenehm, wie der Körper in Schwung kommt, wenn man die Laufschuhe erst einmal anhat und aus der Tür hinaus ist.

! Jede Sportart, die dich anspricht und gegen die aus ärztlicher und physischer Sicht nichts spricht, kannst du ausüben!

Solltest du durch die MS körperlich eingeschränkt sein – etwa auf einen Rollstuhl oder eine Gehhilfe angewiesen sein –, dann ist auch das kein Grund, nicht sportlich aktiv zu werden. Es gibt zu meiner großen Freude immer mehr Vereine, die auch Menschen mit Behinderung die Möglichkeit geben, sich mit Sport und Spiel körperlich zu betätigen. Eine gute Anlaufstelle für solche Adressen ist die DMSG (siehe Anhang). Ballsportarten, Klettern und Biken sind nur einige Optionen.

Toll sind auch Onlineprogramme und Apps, die teilweise gratis geführte Sportprogramme anbieten. Hier ist der Vorteil, dass du sie zu Hause ausüben kannst. Das bietet natürlich einen sehr sicheren Rahmen, und ich verwende solche Apps gerne an Tagen, an denen ich mich weniger fit fühle. An solchen Tagen wähle ich beispielsweise eine Hatha- oder Yin-Yoga-Klasse oder ein entspannendes Dehnungsprogramm.

Bei manchen Menschen kann eine zeitweilige Verschlechterung alter Symptome beim Sport und bei Verausgabung entstehen. Das liegt zumeist an der steigenden Körpertemperatur bei Bewegung. Im Normalfall klingen diese Symptome mit sinkender Körpertemperatur auch wieder ab. Plane dein Sportprogramm also am besten so, dass du nicht zu stark überhitzt, z. B. indem du früh morgens oder am Abend trainierst.

Stress – und wie du ihn reduzieren kannst

Unser Alltag wird immer hektischer. Wir hetzen von einem Termin zum anderen, kommen kaum mit der Hausarbeit hinterher, beantworten E-Mails vom Smartphone aus bis tief in die Nacht. Nicht selten gesellen sich noch Sorgen finanzieller Natur, ein turbulentes Familienleben und soziale Verpflichtungen dazu. Stress ist Teil unseres Alltags, und ihm zu entkommen oder entgegenzuwirken wird immer schwieriger und gleichzeitig immer wichtiger. Es gibt unzählige Erkrankungen, die auf Stress zurückzuführen sind, ganz vorne das sogenannte Burn-out-Syndrom.

Was also tun, um Kopf und Körper langfristig im Ruhemodus zu halten?

Nicht umsonst wird Stressreduktion in fast allen alternativen MS-Therapien als essenzieller Baustein angesehen. Stress steht Studien zufolge im Zusammenhang mit dem Auftreten von Schüben, auch wenn er nicht für den Ausbruch der MS verantwortlich gemacht werden kann. Doch wenn unser Nervensystem in Alarmbereitschaft ist – wie das der Fall ist, wenn wir Stress haben –, dann kann eine Überreaktion des Immunsystems ausgelöst werden. Die Folge kann ein neuer Schub oder auch die (vorübergehende) Verschlechterung von bereits bestehenden MS-Symptomen sein. Was also tun gegen Stress?

Fakt ist, dass die Ruhe, die dir im Äußeren fehlt, nur in deinem Inneren entstehen kann. Du wirst nicht für den Rest deines Lebens auf eine einsame Insel ziehen können, um dort allem Stress der Welt zu entkommen. Und das musst du auch gar nicht, denn hier folgen drei wichtige Tipps auf deinem Weg zur Stressreduktion.

1. Lerne, Hilfe anzunehmen, wenn sie dir angeboten wird

Oftmals tun wir uns sehr schwer damit, Hilfe anzunehmen. Schnell stellt sich das Gefühl an, bevormundet zu werden oder nicht für „stark genug" empfunden zu werden. Wir stehen uns dann sehr oft selbst im Weg. In diesem Moment schalten wir auf eine so emotionale Ebene, dass unser Gegenüber sich schon mal einen flotten Spruch anhören muss. Zeit um zu reflektieren, ob die Hilfe nicht eigentlich doch sehr angenehm wäre, bleibt da meist nicht. Versuche also, ein Hilfsangebot nicht als Angriff zu verstehen. Überlege, ob es nicht doch eine Erleichterung wäre, bei diesem oder jenem eine helfende Hand zu haben. Und warum auch nicht? Je mehr Menschen helfen, desto schneller ist die Aufgabe erledigt und es bleibt Zeit für anderes.

2. Bitte aktiv um Hilfe, wenn du sie brauchst

Dieser Punkt ist wohl noch schwerer als der erste, aber mindestens genauso wichtig. Denke nicht, dass du alles immer allein schaffen musst! Meist entsteht der Wunsch, alles selbst zu machen, aus dem Gefühl heraus, anderen sonst zu Last zu fallen. Manchmal möchten wir auch ganz besonders in einer Rolle glänzen oder trauen andern schlichtweg nicht über den Weg ... und dann machen wir es lieber selbst. Deswegen möchte ich dir ans Herz legen, dir öfter Hilfe zu suchen. Lerne, Aufgaben zu delegieren. Lerne abzugeben, lerne zu vertrauen und wisse, dass du nur dir selbst dabei schadest, wenn du glaubst, alles alleine machen zu müssen! Du wirst erstaunt sein, wie gern Menschen helfen. Es ist nämlich ein tolles Gefühl, gebraucht zu werden!

3. Du musst nicht perfekt sein

Ob ein Zusammenhang zwischen Ungeduld, Perfektionismus und Autoimmunerkrankungen besteht, ist nicht klar. Sicher ist aber, dass die meisten Menschen mit MS mit einem extrem hohen Anspruch an sich selbst durchs Leben gehen. Von diesem Anspruch an den eigenen Perfektionismus gilt es nun, sich zu lösen. Es ist unglaublich befreiend, wenn einmal der Punkt erreicht ist, an dem du nicht mehr jeden Tag 150 % geben musst. Denk daran: Niemand ist perfekt. Es gibt gute Tage und schlechte Tage, mal ist man erfolgreich, mal nicht. Das Leben besteht aus Höhen und Tiefen, und es ist okay, wenn du aufhörst, dagegen anzukämpfen. Tu die Dinge so, wie du sie schaffst, ohne dich am Ende selbst zu geißeln, weil du einen Fehler gemacht hast oder nicht alles geschafft hast. Niemand kann immer alles richtig machen!

Meditation, Entspannung und Co.

Es bedarf sicherlich etwas Durchhaltevermögen und Geduld dazu, aber das Entwickeln einer eigenen Meditationspraxis kann entscheidend dabei helfen, einen guten Umgang mit Stress zu erlernen. Auch Techniken wie die progressive Muskelentspannung nach Jacobson, autogenes Training, Atemübungen und die bereits erwähnte sanfte Bewegung haben sich als sehr angenehm erwiesen und unterstützen dich dabei, im Alltag auch in stressigen Situationen nicht „überzukochen".

Es gibt im Internet zahlreiche geführte Meditationen, die gratis angehört werden können, etwa auf YouTube. Schaff dir dafür etwas Zeit nur für dich, am besten an einem Ort in deiner Wohnung oder deinem Haus, an dem du dich wohlfühlst. Nimm die Zeit, die du meditierst, fest in deinen Tagesplan auf – so wie Zähneputzen oder Duschen. So gelingt es dir am leichtesten, eine Routine zu entwickeln.

Auch zwischendurch kannst du immer wieder kleine Entspannungsübungen in deinen Alltag einbinden. Steh für ein paar Minuten vom Schreibtisch auf, dehne und strecke dich. Spüre genau in deinen Körper hinein: Wo ist er verspannt, wo schmerzt er? Versuche, im Geist in genau diese schmerzenden Stellen hineinzuatmen. Der Atem ist ein unglaublich kraftvolles Mittel, um Entspannung zu fördern! Ich schließe auch beim Bahn- oder Busfahren einfach mal die Augen und fokussiere mich auf meinen Atem, blende alles um mich herum aus. Diese kleine Übung mache ich immer dann, wenn ich einen besonders stressigen Tag habe und das Gefühl habe, ich komme gar nicht mehr hinterher. Mittlerweile kann ich mich so ganz wunderbar „herunterfahren", nachdem ich diese Technik immer wieder angewendet habe. Denn auch hier gilt: Der Schlüssel liegt in der Regelmäßigkeit!

Es gibt zahlreiche Kursangebote, in denen Meditation und andere Entspannungstechniken erlernt werden können. Teilweise werden diese auch von der Krankenkasse erstattet. Es lohnt sich also, auch dort einmal nach dem Angebot zu fragen. Hilfreich sind ebenfalls verschiedene Apps, mit denen die Implementierung einer Meditationspraxis in den Alltag leichter gelingt.

> **!**
>
> Techniken wie progressive Muskelentspannung, autogenes Training oder Atemübungen unterstützen dich dabei, im Alltag auch in stressigen Situationen nicht „überzukochen".

Kleine Meditationsübung für den Alltag

Diese Übung dauert nur wenige Minuten und ist eine gute Hilfe, wenn du eine kleine Express-Entspannung brauchst. Du kannst sie überall machen und brauchst keine Hilfsmittel.

Stell sicher, dass du nun zehn Minuten für dich hast. Schalte das Handy aus, mach die Türen zu und klapp den Laptop zu. Setze dich bequem hin, das kann im Schneidersitz oder auf einem Stuhl sein. Spüre kurz deinen Körper, spüre in dich hinein: Wie fühlen sich deine Füße, deine Beine, dein Gesäß, dein Bauch, dein Rücken an? Wandere mit entspannter Neugier und ganz ohne zu werten weiter hoch: Spüre deine Arme, deinen Nacken, dein Gesicht, deinen Kopf. Entspanne die Augen und den Kiefer. Werde ganz schwer. Alles, was gerade ist, ist genau so in Ordnung. Spüre, wo du verspannt bist, und entspanne diese Region ganz gezielt.

Konzentriere dich nun auf deinen Atem, lass ihn einfach fließen. Atme ein und aus, ohne deinen Atem zu kontrollieren. Spüre, wie das ganz automatisch geht. Wenn dein Fokus von deinem Atem abweicht, wenn Gedanken aufkommen und deine Aufmerksamkeit zu wandern beginnt, dann bringe sie ganz sanft wieder zu deinem Atem zurück. Lass die Gedanken einfach ziehen, halte sie nicht fest. Sie wandern einfach durch dich hindurch, ohne von dir beachtet zu werden. Du achtest einfach nur auf deinen Atem, der zuverlässig ein- und wieder ausströmt.

Diese kleine Übung ist eine sogenannte Achtsamkeitsmeditation. Du kannst sie beliebig oft machen und so kurz oder lang halten wie du möchtest. Stell dir einen Wecker, damit du weißt, wann du wieder ins Hier und Jetzt zurückkehren kannst. Danach wird dein Geist klarer und dein Körper entspannter sein. Eine hilfreiche App zum Erlernen der Meditation ist „Insight Timer", geführte Meditationen finden sich auch auf YouTube.

Gleichgesinnte suchen

Das Gefühl, ganz allein mit der Krankheit dazustehen, kennt wohl jeder Mensch mit MS. Auch wenn aus dem Umfeld viel Verständnis kommen sollte – was ja leider auch nicht immer der Fall ist –, hat man doch das Gefühl, keiner verstehe einen wirklich. Oft ecken dann gute und gut gemeinte Ratschläge eher an, als dass sie zu einem Umdenken führen. Es lohnt sich also, sich mit Gleichgesinnten, sprich anderen Menschen mit MS zu vernetzen. Hier kann ein ganz anderer Austausch stattfinden. Auch ist in einer solchen Konstellation oft mehr Zeit, wirklich intensiv über das eigene Erleben und Empfinden zu sprechen. Es tut gut zu wissen, dass man nicht allein ist mit der Krankheit.

Dennoch braucht es vielleicht ein paar Versuche, bis du die für dich passende Selbsthilfegruppe gefunden hast. Gerade aufgrund der unterschiedlichen Verläufe und Ausprägungen der MS, der vielfältigen Symptome und dem noch vielfältigeren individuellen Umgang damit kommt es durchaus auch zu Spannungen in Selbsthilfegruppen. Dann schlägt Verständnis in Unverständnis um oder es kann sich das Gefühl einstellen, selbst zu kurz zu kommen. Manchmal konnte ich gar einen gewissen „Wettbewerb" beobachten, wer nun am kränkesten ist, und Menschen mit weniger starken Symptomen wurden schnell zum Schweigen gebracht, weil sie ja „gar nicht wüssten, was MS eigentlich ist".

Ich möchte dir keine Angst machen und dich definitiv dazu motivieren, eine Selbsthilfegruppe aufsuchen, wenn du das möchtest. Dennoch solltest du bei der Auswahl der Gruppe schauen, ob sie zu dir, zu deiner Einstellung, ja vielleicht auch zu deinem Verlauf passt. Als einziger Rollstuhlfahrer in einer Gruppe mit fitten 25-jährigen zu sitzen, die trotz MS alles und noch mehr machen, ist wohl ebenso kontraproduktiv, wie der einzige junge Sportler unter Rentnern mit MS zu sein. Beides kann einen interessanten Austausch begünstigen, funktioniert aber leider meistens nur für kurze Zeit. Deswegen scheue dich nicht, ein

> **!**
> Es tut gut zu wissen, dass man nicht allein ist mit der Krankheit.

paar Gruppen auszuprobieren! Die DMSG in deinem Bundesland (siehe Anhang) kann dir Informationen darüber geben, welche Selbsthilfegruppen in deiner Nähe stattfinden. Es gibt solche für Betroffene als auch Gruppen für die Angehörigen von Betroffenen.

Auch online gibt es immer mehr Gruppen, in denen sich Menschen mit MS austauschen. Hier sei vor allem Facebook erwähnt. Bei den Onlinegruppen gilt eigentlich das Gleiche: Wird der Ton dir zu rau oder spürst du, dass du hier nicht richtig bist, dann verlasse die Gruppe einfach wieder und suche weiter. So minimierst du die Gefahr einer schlechten Erfahrung, denn eine Selbsthilfegruppe soll dich nicht demotivieren, sondern informieren und motivieren!

Entspannt durch den MS-Alltag: Top-10-Hilfsmittel

Deinen MS-Alltag so zu gestalten, dass du dich in ihm frei, aktiv und mit einer gewissen Sicherheit bewegen kannst, braucht Zeit. Das ist okay! Der MS-Alltag kann manchmal ganz schön zehrend sein. Hitze, Erschöpfung, Stress – alles Dinge, die viele Menschen mit MS leider nicht mal eben so wegstecken können. Es ist eine der wichtigsten Aufgaben, Ruhe in uns zu finden bzw. in unserem Umfeld für uns selbst zu schaffen. Einige Dinge habe ich bereits erwähnt, andere sind neu – probiere einfach aus, was für dich wirkt.

1. Faszienrolle: Wenn du viel Sport machst oder Stress hast, lohnt sich eine Faszienrolle, um die Muskeln wieder zu lockern und geschmeidig zu machen. Es gibt sie in verschiedenen Größen. Anfangs kann es höllisch wehtun, damit die verklebten Muskelstränge zu massieren, dafür ist die Entspannung danach umso tiefer. Wenige Minuten täglich reichen übrigens schon aus, um einen Effekt zu spüren.

2. Ohrstöpsel: Eine erhöhte Lärmempfindlichkeit kann durchaus ein Symptom der MS sein. Wenn du immer weniger gut mit lauten Geräuschen oder einem lang anhaltenden hohen Lärmpegel klarkommst, sind Ohrstöpsel aus Wachs oder Silikon die Lösung. Damit kannst du durchschlafen oder die Stille in der lauten U-Bahn oder im Bus genießen.

3. Abkühlung: Der Sommer ist da – und mit ihm bei vielen Menschen mit MS auch das Uhthoff-Phänomen, bei dem sich die MS-Symptome verstärken. Wenn das bei dir so ist, sorge für Abkühlung! Schaffe dir einen einfachen Ventilator für zu Hause an, halte regelmäßig deine Unterarme unter kaltes Wasser oder leg dir ein feuchtes Handtuch in den Nacken. Unternimm bei Hitze keine größeren Aktivitäten, sondern versuche dich auszuruhen.

4. Tees für Körper und Seele: Viel trinken ist für alle Menschen wichtig, bei MS aber besonders, und damit es nicht immer nur Wasser ist, besorge dir verschiedene Kräuter- und Früchtetees (ohne künstliche Aromen!), die dir schmecken – im Bioladen findet sich eine große Auswahl naturbelassener Sorten.

Tee kräftigt den Körper und wärmt die Seele.

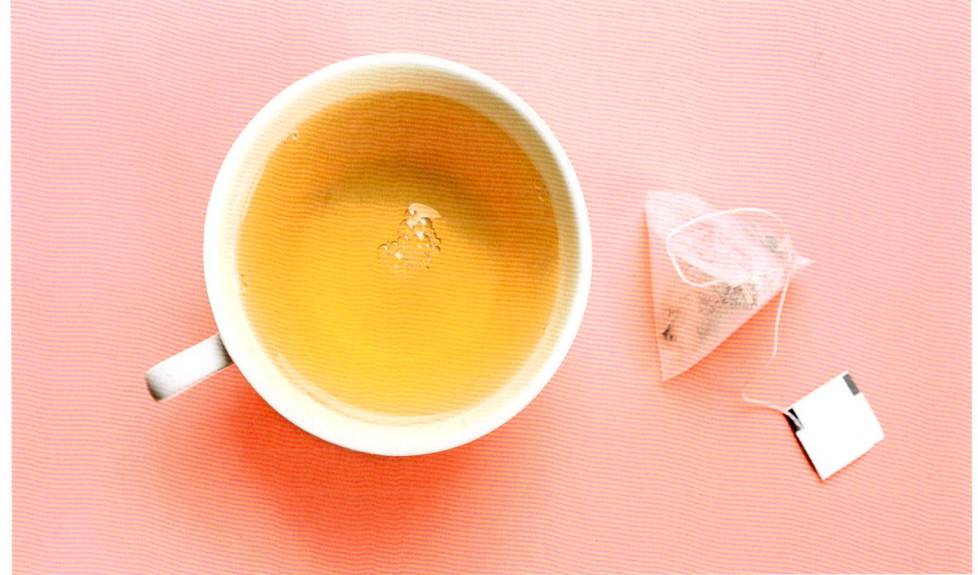

5. Hörbücher: Nichts hilft mir besser, um mich nach einem langen, anstrengenden Tag zu entspannen, als ein richtig gutes Hörbuch. Manchmal ist es schwierig, das Kopfkino abzuschalten, aber es tut gut, das Handy mal zur Seite zu legen, sich in einen Sessel zu setzen oder aufs Bett zu legen und ein Hörbuch anzuhören. Es gibt eine unübersehbare Auswahl – suche dir aus, was dir gefällt und dich entspannt.

6. Schlafmaske: Schlaf tut gut und ist wichtig für den Körper, um sich zu erholen. Wenn du mal länger oder tagsüber schlafen willst, kannst du für die entsprechende Dunkelheit mit einer Schlafmaske sorgen.

7. Wärmepflaster und -salben: Wenn dich im Rahmen deiner MS immer wieder Verspannungen plagen, helfen Wärmepflaster und -salben, etwa ABC-Pflaster oder Tigerbalsam, die mit Chili- bzw. Kampferextrakt für eine gesteigerte Durchblutung sorgen und richtig gut dabei helfen können, Verkrampfungen zu lösen.

8. Duftöle: Wir erleben die Welt mit all unseren Sinnen. Nicht nur mit Augen und Ohren, auch über die Nase, die Haut und den Mund nehmen wir Dinge in uns auf. Bestimmte Düfte wirken nachgewiesenermaßen beruhigend, z. B. Lavendel, Melisse oder Bergamotte, andere eher energetisierend und anregend, etwa Orange und Minze. Düfte verbinden wir oft mit schönen Erinnerungen an unsere Kindheit, denke beispielsweise an Zimt. Mit einer kleinen Duftlampe und hochwertigen ätherischen Ölen (ohne Chemie!) kannst du dir eine entspannende Atmosphäre schaffen.

9. Blumen und Pflanzen: Nichts hellt einen dunklen, stressigen Tag so sehr auf wie ein bunter Strauß frischer Blumen. Für mich ist das wie Yoga für die Augen, wie Karamell fürs Herz, wie Zuckerwatte für die Seele. Dass Pflanzen und Blumen der Entspannung dienen, ist gar nicht mal so abwegig: In der Lehre des Feng Shui bringen sie mit ihren natürlichen Bewegungen und Formen mehr Chi, also mehr Lebensenergie in deine Wohnung. Wenn du keine Schnittblumen magst, kaufe dir schöne Zimmerpflanzen oder vielleicht sogar einen Zimmerspringbrunnen.

10. Entspannende Tätigkeiten: Suche dir ein Hobby, bei dem du dich aktiv entspannen kannst. Wenn bei mir gar nichts mehr geht, greife ich zu einem Mandala-Malbuch und stelle ein Hörbuch an. Ich verliere mich in den Farben und Formen, die Gedanken folgen der Bewegung meiner Hand, mein Geist entspannt sich, ich kann fast spüren, wie sich die Verspannungen ein ganz klein bisschen lockern. Auch Puzzeln hat einen ähnlichen Effekt, oder vielleicht bastelst oder gärtnerst du gern, vielleicht kuschelst du dich mit deinem Hund aufs Sofa oder backst einen Kuchen?

Trotz Einschränkungen gut leben

Hilfsmittel und Co.

Manche Menschen mit MS sind auf die Benutzung verschiedener Hilfsmittel angewiesen. Diese können je nach Beschwerden ganz unterschiedlich sein. Hier folgt eine Liste der häufigsten Hilfsmittel, die Menschen mit MS bei motorischen Schwierigkeiten benutzen, und was es mit ihnen auf sich hat. Einige dieser Hilfsmittel werden von der Krankenkasse, der Pflegekasse oder der Rentenversicherung übernommen, wenn vor der Beschaffung ein Antrag auf Kostenübernahme gestellt wurde. Andere müssen privat finanziert werden. Oftmals wird dabei das einfachste und günstigste Modell von den Kassen gestellt. Viele Menschen bevorzugen aber eine komfortablere, modernere und damit leider auch teurere Variante des Hilfsmittels. Erkundige dich bei deiner Krankenkasse, welche Hilfsmittel sie bezuschusst.

HILFSMITTEL	INDIKATION
Gehstock	Die Verwendung eines Gehstocks ist vor allem für Menschen mit Gleichgewichtsstörungen oder verminderter Kraft in den Beinen ideal. Es gibt eine Vielzahl von Ausführungen, auch zusammenklappbare Modelle, die im Alltag dann zum Einsatz gebracht werden können, wenn der Bedarf da ist.
Fußheberschiene	Wenn der Fuß durch eine Spastik oder eine Nervenschädigung herunterhängt, kann man leicht über ihn stolpern. Fußheberschienen schaffen da eine gute Abhilfe, sie sind einfach und diskret zu tragen und tragen zu einer deutlich verbesserten Mobilität bei.
Rollator	Ein Rollator eignet sich perfekt für Menschen mit MS, die mit Einschränkungen gehen können, aber auf längeren Strecken ab und an mal ausruhen müssen. Auch für Aufgaben im Alltag wie das Einkaufen oder Fahrten mit den öffentlichen Verkehrsmitteln kann ein Rollator eine große Alltagserleichterung darstellen. Einige Rollstuhlfahrer steigen zudem in den eigenen vier Wänden auf einen Rollator um, um aktiv zu bleiben.
Rollstuhl	Manche Menschen mit MS sind zeitweise oder dauerhaft auf einen Rollstuhl angewiesen. Er mag für viele die große Angst darstellen, die „letzte Möglichkeit" bei einer MS-Erkrankung sein. Doch ein Rollstuhl kann auch für eine große Sicherheit und damit mehr Mobilität im Alltag sorgen. Es gibt verschiedene Modelle für verschiedene Ansprüche. Manche Menschen nutzen einen Rollstuhl auch nur für bestimmte Tage oder Ausflüge.
Treppensteighilfe	Wenn die Fähigkeit zum Treppensteigen schwindet, tun sich viele Fragen auf. Die meisten Menschen können die eigenen Wohnräume nicht mit dem Rollstuhl oder ohne das Steigen von Treppen oder Überwinden von Stufen erreichen. Hier wird ggf. der Einbau einer Treppensteighilfe im Treppenhaus nötig. Die Kosten werden unter manchen Voraussetzungen übernommen, es gibt aber auch Fälle, in denen die Übernahme abgelehnt wird.

Keine Angst vor Inkontinenz

Multiple Sklerose greift Nervenbahnen an und zerstört deren Umhüllung, das schützende Myelin, sodass Impulse und „Befehle" vom Hirn langsamer oder gar nicht mehr weitergeleitet werden. Da die Nerven, die die Harnblase steuern und kontrollieren, besonders lang sind, bieten sie Entzündungen quasi eine besonders große Angriffsfläche, was dazu führt, dass Störungen in diesem Bereich bei Multipler Sklerose sehr häufig vorkommen. Die Zahl der Menschen mit MS, die irgendwann kurz- oder auch längerfristig von einer Blasenstörung betroffen sind, liegt Quellen zufolge bei etwa 80 %.

> **!**
>
> Störungen im Bereich der Harnblase kommen bei Multipler Sklerose sehr häufig vor.

Die häufigste Störung ist dabei der sogenannte imperative Harndrang. Durch eine Störung der Nerven kann dabei die Blase ihren tatsächlichen Füllstand nicht mehr richtig ans Gehirn kommunizieren, was dazu führt, dass auch bei leerer oder fast leerer Blase ein Harndrang entsteht. Diesem muss dann tatsächlich nachgegeben werden, sprich, es muss so schnell wie möglich eine Toilette her, da das Gefühl sonst äußerst belastend sein kann und Stress verursacht. Solltest du diese Symptomatik im Lauf deiner Erkrankung entwickeln, lohnt es sich, einen Schlüssel für die öffentlichen Behinderten-WCs zu bestellen. Dafür brauchst du nur eine Bescheinigung deines Neurologen, dass du wegen der MS einen solchen Schlüssel brauchst. Über eine Internetsuche findest du leicht heraus, wo du in deiner Stadt oder in deiner Nähe den Schlüssel abholen kannst. Er kostet knapp 30 Euro, die aber gut investiert sind. Im Übrigen brauchst du, um mit diesem Schlüssel die Behinderten-WCs zu nutzen, entgegen der Meinung mancher Mitarbeiter der WC-Firmen keinen Behindertenausweis. Er ist genauso für Menschen mit unsichtbaren Behinderungen wie eben einer neurogenen Blasenstörung oder einer anderen MS-bedingten Problematik gedacht.

Neben dem ständigen Harndrang kann auch Inkontinenz ein im Rahmen der MS auftretendes Symptom sein. Da dieses Thema oft mit viel Scham behaftet ist, möchte ich dich in diesem Abschnitt dazu einladen, ganz offen darüber zu sprechen und nachzudenken. MS kann dazu führen, dass du vorübergehend oder auch dauerhaft Probleme dabei hast, deinen Blasenschließmuskel zu kontrollieren. Dabei kann schon mal etwas „danebengehen", sprich, es kann vorkommen, dass du aus Versehen einpinkelst. Solltest du eine solche Veränderung bemerken, besprich sie mit deinem Neurologen und verfalle nicht in Panik. Auch hier muss geklärt werden, ob es sich um einen akuten Schub oder eine schleichende Verschlechterung handelt. Wisse also, dass es nicht für immer so bleiben muss! Wie die meisten Symptome der MS hat auch dieses Symptom die Möglichkeit, wieder zu verschwinden, wenn etwas Zeit verstreicht. Scheue dich nicht davor, Slipeinlagen zu nutzen, die für solch eine leichte Harninkontinenz gedacht sind. Sie können den Alltag ungemein erleichtern, da sie die Angst nehmen, dass in der Öffentlichkeit „etwas passiert". Ebenso ist hier natürlich zum WC-Schlüssel geraten. Zudem hat es sich als gute Methode bewiesen, immer vorsorglich auf die Toilette zu gehen, also so oft du kannst und sich die Möglichkeit bietet – auch, wenn du keinen Harndrang verspürst.

Keine gute Idee ist es hingegen, weniger zu trinken, um so „Unfälle" in der Öffentlichkeit zu vermeiden. Oft hat ein solches Verhalten nämlich eine unzureichende Durchspülung der Blase und Nieren zur Folge, was u. a. zu häufigen und wiederkehrenden Harnweginfekten führen kann. Ein Grund für häufige Blasenentzündungen bei MS kann auch eine unzureichende Blasenentleerung sein, bei der immer etwas Restharn in der Blase verbleibt. In diesem Harnrest können sich Bakterien ungestört vermehren. Eine einfache, gute und leicht in den Alltag integrierbare Methode ist hier das Verwenden von (Einweg-)Kathetern. Damit erreichst du wieder eine vollständige Entleerung der Blase. Es gibt sie einzeln verpackt, ihre Anwendung ist sehr diskret, und sie sind, wenn du die Handhabung einmal beherrschst, bei MS-bedingten Blasenproblemen eine wahre Bereicherung für den Alltag.

Niemandem ist geholfen, wenn du deine Blasenprobleme verschweigst oder aussitzt – am wenigsten dir! Deswegen solltest du solche Probleme immer mit dem Arzt besprechen, damit er dir Lösungen für deinen Alltag aufzeigen kann. Nur wer gar nicht probiert, ein Problem proaktiv zu lösen und einen Umgang damit zu finden, wird daran verzweifeln. Blasenstörungen bei MS sind dank ihrer Häufigkeit gut untersucht und erforscht und es gibt viele Hilfsmittel, die infrage kommen!

> **!**
>
> Besprich Probleme immer mit dem Arzt, damit er dir Lösungen für deinen Alltag aufzeigen kann.

Reisen mit MS

Ein Leben ohne Reisen in die Ferne, ohne Urlaube am Meer oder in den Bergen ist für die meisten Menschen schlicht nicht vorstellbar. Reisen schafft nicht nur Entspannung und versorgt uns mit neuen Eindrücken, es formt auch unsere Persönlichkeit und unsere Weltanschauung. Hier lernen wir nicht nur andere Kulturen besser kennen, sondern vor allem auch uns selbst. Auch mit MS musst du auf das Reisen nicht verzichten.

Je nach Beeinträchtigung ist vieles möglich: von einer abenteuerlichen Backpacking-Reise bis zum Erholungsurlaub in Deutschland, von der Rundreise durch Australien bis zum Urlaub an der Ostsee. Natürlich spielen hier nicht nur gesundheitliche Aspekte, sondern auch schlicht persönliche Vorlieben eine Rolle. Manch einen zieht es an den Strand, andere lieben die wilde Natur.

Das Reisen mit einer chronischen Krankheit erfordert aber dennoch etwas mehr Planungsaufwand, der je nach Einschränkung stark variieren kann. Wenn du einen leichten MS-Verlauf hast, wird es reichen, sich auf die Beschaffung und den Transport der Medikamente zu fokussieren und eine Auslandsreisekranken-

> **!**
>
> Wenn aus ärztlicher Sicht nichts gegen Reisen spricht, ist dort, wo ein Wille ist, auch ein Weg.

versicherung abzuschließen, während du, wenn du auf einen Rollstuhl angewiesen bist, dich über die Barrierefreiheit am Urlaubsort informieren musst. Fakt ist aber: Wenn aus ärztlicher Sicht nichts dagegenspricht, ist dort, wo ein Wille ist, auch ein Weg. Reisen ist immer aufregend, die eigene Komfortzone wird verlassen und man setzt sich Risiken aus, denen man zu Hause nicht begegnet. Das gilt für jeden Menschen, ob mit oder ohne chronische Erkrankung.

Vor allem solltest du dir also selbst die Frage stellen: Wie viel Risiko, wie viel Planungssicherheit brauchst du? Was sind deine Wünsche für deine Reise, was darf nicht fehlen, was macht dir Angst? Es kann eine gute Idee sein, diese Dinge aufzuschreiben. Solltest du sehr unsicher sein, kannst du mit dieser Liste auch in ein Reisebüro gehen, in dem dich Profis beraten. In Zeiten des Internets reicht aber meist die eigene Recherche. Auch der Austausch in Selbsthilfegruppen zum Thema Reisen kann neue Impulse geben.

Ich selbst reise für mein Leben gern und lebe seit 2017 immer für einige Monate pro Jahr im Ausland. Während dieser Zeit arbeite ich als Autorin und Bloggerin und kann somit von überall auf der Welt aus Geld verdienen. Urlaub brauche ich deswegen nicht – bei mir verschwimmt das Reisen mit der Arbeit, und ich bin sehr happy mit diesem Modell.

Der Wunsch zu Reisen bestand bei mir schon sehr lange, und ich war früher oft für ein paar Wochen mit dem Rucksack in fernen Ländern unterwegs: Indien, Mexiko, Indonesien, Thailand, Nicaragua ... Doch erst nach der Diagnose MS (und einige Jahre danach, in denen ich mein Leben komplett auf die Ortsunabhängigkeit umstellte), traute ich mich, meinen Traum von einer Weltreise in die Tat umzusetzen. Erst nach der Diagnose wurde mir bewusst, wie kurz unsere Zeit doch ist. Ich verstand, dass niemand – ob krank oder nicht – je eine Garantie dafür hat, dass unser Leben immer geradeaus geht, dass alles immer nach Plan läuft.

Deswegen nahm ich damals all meinen Mut zusammen und begann, intensiver, länger und auch langsamer zu reisen. Ich wollte nicht nur Länder konsumieren, ich wollte wirklich in fremde Kulturen eintauchen, wollte mich selbst und die Länder ganz anders kennenlernen. Das Reisen mit der MS zu vereinbaren gelingt mir dabei gut, da meine Therapie sich von überall auf der Welt aus machen lässt. Natürlich achte ich darauf, gut versichert zu sein, und gehe im Fall des Falles in das beste Krankenhaus in der Umgebung, aber bisher musste ich das wegen der MS noch nie.

Im Ausland

Für eine Auslandsreise solltest du immer eine Auslandsreisekrankenversicherung abschließen. Diese gibt es, je nach Länge des Auslandsaufenthalts, bereits für weniger als einen Euro pro Tag. Achte beim Abschluss genau auf die Versicherungsbestimmungen. Was wird abgedeckt, was nicht? Die wenigsten Versicherungen decken nämlich Behandlungen ab, wenn diese für eine vorher bekannte Erkrankung notwendig sind. Doch da die Multiple Sklerose sehr unberechenbar ist, wird oftmals doch eine Notfallbehandlung mit Kortison im Ausland übernommen. Um diese Ansprüche geltend zu machen, empfehle ich dir, dir vor deiner Abreise bei deinem Arzt eine Reisetauglichkeitsbescheinigung ausstellen zu lassen. In dieser wird festgehalten, dass du zum Zeitpunkt des Reisestarts keinen aktiven Schub hattest und dass aus ärztlicher Sicht nichts gegen deine Reise spricht.

Oftmals musst die die Kosten für eine Krankenhausbehandlung im Fall des Falles vorstrecken, bevor die Krankenversicherung sie dir erstattet. Es ist also wirklich empfehlenswert, dass du einen Geldpuffer auf deinem Konto hast – für einen Rückflug und auch für eine Krankenhausbehandlung.

Solltest du an deinem Urlaubsort plötzlich eine Schubsymptomatik bekommen, versuche vor allem, erst einmal Ruhe zu bewahren. Kann es sich vielleicht um eine durch Hitze ausgelöste Verstärkung alter Symptome im Rahmen des Uhthoff-Phänomens handeln? Gönne dir Kühlung und Ruhe und vermeide Stress und die pralle Sonne. Sollten deine Symptome sich nicht bessern, musst du einen Arzt aufsuchen oder ins Krankenhaus fahren. Hält ein neues Symptom über 48 Stunden an, kann es sich um einen Schub handeln. Ich halte es so: lieber einmal zu viel zum Arzt als einmal zu wenig.

Du kannst, wenn du diese Sicherheit brauchst, vor deiner Reise das beste Krankenhaus in der Nähe deines Urlaubsortes in Erfahrung bringen. Oftmals kannst du aber auch einfach an der Rezeption deines Hotels fragen. In erster Linie werden akute MS-Schübe mit Kortison behandelt, das wohl in jedem Land der Welt erhältlich ist. Auch ist MS durch die weltweite Häufigkeit eine bekannte Krankheit, und das Prozedere ist meist geläufig.

Medikamente auf Reisen

Natürlich müssen deine Medikamente mit auf die Reise. Je nachdem, wie lange du reist, welche Art von Urlaub du machst und welches Medikament du nimmst, wirst du einiges planen müssen. Als Erstes solltest du in Erfahrung bringen, ob dein Medikament gekühlt werden muss, vor allem wenn du in besonders warme Regionen reist. Es gibt eine Vielzahl von Kühltaschen für Medikamente, die sich sehr gut für die Überbrückung der Zeit eignen, in denen du an deinen Urlaubsort reist. An deinem Zielort kannst du deine Medikamente dann im Kühlschrank im Zimmer lagern oder deine Unterkunft bitten, sie für dich zu kühlen. Wenn du einen Outdoor-Urlaub oder eine Backpacking-Reise planst, bedarf es schon etwas mehr Kreativität. Die Marke Frio® stellt Kühltaschen her, die lediglich kaltes Wasser benötigen und sich auf vielen Abenteuerurlauben bewährt haben. Die Marke CoolSafe® produziert Kühltaschen, die eine Kühlung ohne Unterbrechung der Kühlkette bieten. Es lohnt sich, Anbieter zu vergleichen und den auszuwählen, der am besten zu deinen Bedürfnissen und Urlaubsplänen passt.

Für eine oder zwei Wochen einen ausreichend großen Vorrat mitzunehmen, stellt meist kein Problem dar. Wenn du aber einen oder mehrere Monate auf Reisen gehst, solltest du dich mit deinem behandelnden Arzt verständigen. Dieser kann im Zeitraum vor der Reise mehr Medikamente verschreiben, die du dann mitnehmen kannst, da ja während der Zeit des Auslandsaufenthaltes keine Medikamente verschrieben und abgeholt werden können. Sollten die Medikamente zu viel Platz im Gepäck einnehmen, kann dir beispielsweise Besuch nach ein paar Wochen eine neue Ration Medikamente mitbringen. In einigen Ländern gibt es auch ein gut funktionierendes Netzwerk von internationalen Apotheken, in denen das Medikament abgeholt werden kann. Besprich diese Optionen mit deinem Arzt. Dieser sollte dir auch einen Medikamentenpass ausstellen, falls du bei einer Flughafenkontrolle auf deine Medikamente angesprochen wirst.

Wenn du ausschließlich mit Handgepäck reist, kommen dort natürlich alle Medikamente hinein. Solltest du Gepäck aufgeben, ist es ratsam, wegen der Kühle im Frachtraum die Medikamente lieber dort hineinzutun. Wichtig ist, dass du eine Notreserve für ein paar Tage in deinem Handgepäck bei dir führst. Ein Koffer kann immer mal verlorengehen oder sich verspäten.

> **!**
> Für eine oder zwei Wochen einen ausreichend großen Vorrat an Medikamenten mitzunehmen, stellt meist kein Problem dar.

Welche Reiseziele eignen sich?

Nicht nur deine persönlichen Vorlieben spielen hier eine Rolle, auch deine Krankheit kann ein Faktor bei der Auswahl des Urlaubsortes sein. Die wichtigste Frage ist wohl, in welchem Klima und unter welchen Umständen du dich am wohlsten fühlt, und zwar sowohl körperlich als auch seelisch. Macht dir große Hitze zu schaffen? Dann wähle lieber eine kühle Region aus. Machen Menschenmengen dich nervös und lösen Stress aus? Dann wohl lieber nicht nach Indien. Du solltest auch bedenken, dass die hygienischen Gegebenheiten je nach Land variieren. Reise in Länder, in denen du dich wohlfühlst und die dich nicht noch mehr anstrengen.

> **!**
>
> Plane deinen Urlaub so, dass du ihn ruhig verbringen und entspannt genießen kannst.

Plane deinen Urlaub so, dass du ihn ruhig verbringen und entspannt genießen kannst. Stressige Rundreisen, bei denen es jeden Tag an einen anderen Ort geht, können dich nicht nur logistisch (Stichwort Medikamentenkühlung) herausfordern, sondern sind auch für den Kopf oft sehr anstrengend. Es ist also wichtig, dass du dir genug Zeit einräumst, um deine Erlebnisse auch zu verarbeiten und zu reflektieren. Stelle dich mental darauf ein, dass du nicht alles sehen musst, was dein Urlaubsort zu bieten hat. Es ist okay, auch mal kürzerzutreten und die eine oder andere Sehenswürdigkeit auszulassen.

Solltest du sehr lärmempfindlich sein, dann wähle einen ruhigen Urlaubsort. Erkundige dich bei deinem Hotel, ob dort viel Lärm herrscht, z. B. durch eine laute Straße oder ein Lokal nebenan. Habe für den Fall immer gute Ohrstöpsel dabei. Zeitzonenwechsel und Langstreckenflüge sind für fast jeden Menschen eine Belastung. Frage dich also – auch der Umwelt zuliebe! –, ob es wirklich für nur eine Woche nach Thailand gehen muss. Oftmals ist der Erholungseffekt bei kurzen Reisen größer, wenn sie nicht einmal um den halben Globus führen. Auch Deutschland und Europa bieten herrliche Urlaubsziele, für deren Bereisung noch nicht einmal eine Auslandsreisekrankenversicherung abgeschlossen werden muss. Auf der Rückseite deiner elektronischen Gesundheitskarte (eGK) ist die Europäische Krankenversicherungskarte (EHIC) aufgebracht. Erkundige dich bei deiner Krankenkasse, in welchen Staaten Europas deine Versicherung gültig ist.

Manche Länder erfordern bestimmte Impfungen, um sie bereisen zu dürfen. Hier ist besondere Vorsicht geboten, denn manche Impfungen stehen im Verdacht, Überreaktionen des Immunsystems und somit einen Schub auslösen zu können. Besonders sei hier die Gelbfieber-Impfung erwähnt. Diese ist eine Lebend-impfung, die für Menschen mit MS nicht empfohlen wird. Mein erster Rat wäre, die Länder mit Impfpflicht schlicht nicht zu be-reisen. Die Welt ist groß und schön, und ich bin sicher, du findest eine Vielzahl anderer wunderbarer Urlaubsziele. Eine andere Möglichkeit ist es, dir von einem Arzt eine Bescheinigung ausstel-len zu lassen, die beinhaltet, dass du aufgrund deiner MS-Erkran-kung nicht geimpft werden darfst. Es obliegt aber dem Grenz-beamten bzw. dem Flughafenpersonal, ob sie diese Bescheini-gung anerkennen und dich einreisen lassen. Ob du das Risiko, am Ende doch nicht einreisen zu dürfen, eingehen möchtest, liegt in deinem eigenen Ermessen.

Generell empfehle ich dir, bei der Auswahl des Urlaubsortes flexibel zu sein und dich nicht auf die Länder zu konzentrieren, in die du aus den einen oder anderen Gründen nicht reisen kannst oder darfst. Vielleicht entdeckst du dadurch ja dein neues Traumziel? Ich möchte dich bei der Reiseplanung dazu anregen, in Lösungen und nicht in Problemen zu denken.

> **!**
>
> Sei bei der Auswahl des Urlaubsortes flexibel und konzentriere dich nicht auf die Länder, in die du nicht reisen kannst oder darfst.

Leben mit MS – drei Gründe, warum du es schaffst

1. Du wirst deine MS akzeptieren

Jede Person braucht natürlich unterschiedlich lang, um diese unheilbare Krankheit anzunehmen. Ich selbst würde sagen, bei mir hat es drei Jahre gedauert. Aber ich kenne auch Menschen mit MS, die schon nach einem Monat beschlossen haben, ihr Leben komplett und zum Guten hin umzukrempeln. Denn wann, wenn nicht jetzt? Manche Menschen haben seit Jahren die Diagnose und kämpfen immer noch jeden Tag mit der Angst vor der Krankheit. Oft sogar mehr mit der Angst als mit der Krankheit selbst … Also sei dir gewiss: Der Zeitpunkt kommt, an dem du die MS akzeptierst. Vielleicht bist du noch nicht an diesem Punkt. Das ist völlig normal und kein Grund zur Sorge. Niemand schafft es ab dem ersten Tag, daran zu glauben, dass Leben mit MS nicht nur möglich, sondern meist trotzdem verdammt toll ist. Lass dir einfach Zeit, gib dir Zeit. Du kannst nichts beschleunigen, es dauert einfach so lange, wie es dauert.

2. Es haben schon viele vor dir geschafft

Dieses Argument hat mir sehr früh dabei geholfen, ein entspannteres Verhältnis zu meiner Erkrankung zu finden. MS ist die häufigste neurologische Erkrankung in Deutschland, über 200.000 Menschen sind betroffen, und egal, wie gut oder schlecht es ihnen jeweils geht, ein Großteil dieser Menschen hat gelernt, das Leben mit MS trotz allem zu genießen, und lässt sich von der Krankheit nicht unterkriegen. Und du kannst sicher sein, alle diese Menschen standen am Anfang auch nicht da und sind cool geblieben. Für sie brach ebenso die Welt zusammen wie für dich. Aber sie haben es geschafft. Und sie sind kein Stückchen anders als du, daher wirst auch du es schaffen.

3. Du selbst nimmst der MS den Schrecken

Woher ich das weiß? Nun – du hast mein Buch gelesen. Du folgst vielleicht meinem Blog auf Facebook, hörst meinen Podcast oder hast zum Thema MS gegoogelt. Kurz: Du hast dich informiert. Dafür möchte ich dir erst mal ein dickes Lob aussprechen: Herzlichen Glückwunsch, du hast nicht den Vogel Strauß gemimt und den Kopf in den Sand gesteckt. Du tust nicht so, als wäre nichts, weil du es einfach nicht wahrhaben willst. Ich glaube, du bist vielleicht sogar schon weiter auf deinem Weg, das Leben mit MS anzunehmen, als du denkst ... was meinst du?

Denn du tust hier gerade etwas absolut Wichtiges: Du nimmst dem Monster den Schrecken, indem du darüber liest. Indem du darüber nachdenkst, sprichst, diskutierst. Wenn du damit beginnst, dein Leben so zu gestalten, dass es das Monster eher in Schach hält als es weiter anzustacheln, dann hast du einen riesengroßen Schritt in Richtung Akzeptanz getan, in Richtung Freiheit, zumindest im Kopf.

Du bist gerade dabei, dir selbst die Werkzeuge zu bauen, die du brauchst, um ein gutes Leben mit MS zu gestalten, sei es deine Ernährung, die du umstellst, seien es Pausen, die du dir nun wohl oder übel nehmen musst und die du langsam zu genießen lernst, sei es die Beziehung zu deinem Körper, deiner Gesundheit, zu den Menschen, die wirklich zu dir halten. Ein Warnschuss muss keine tödliche Kugel für dein Glück sein. Er kann auch ein Weckruf sein. Es kommt darauf an, wie du ihn interpretierst – und vor allem darauf, was du daraus machst.

Ich weiß, dass du es schaffen wirst. Glücklich mit MS zu leben ist möglich. Es ist härter als ohne – keine Frage. Das Leben ist so oder so nie nur eine Aneinanderreihung von Höhepunkten und Sonnenschein. Dennoch: Auf Regen folgt Sonnenschein. Lass es regnen und habe Vertrauen: Danach wird die Sonne wieder für dich scheinen. Du schaffst das!

> **!**
>
> Du bist gerade dabei, dir selbst die Werkzeuge zu bauen, die du brauchst, um ein gutes Leben mit MS zu gestalten.

SCHLUSSWORT

!

Ich möchte dich dazu motivieren und befähigen, dir mit ein wenig Zeit einen eigenen Umgang mit deiner ganz speziellen, einzigartigen MS zu schaffen.

MS ist die Krankheit der tausend Gesichter. Selbst tausend Ratgeber werden nicht jeden individuellen Verlauf, nicht alle individuellen Ängste und Sorgen aufgreifen und ihnen gerecht werden können. Ich möchte dir in diesem Ratgeber also nicht sagen, dass du dieses oder jenes so oder so tun solltest. Ganz im Gegenteil! Ich möchte dich allerdings dazu motivieren und befähigen, dir mit ein wenig Zeit einen eigenen Umgang mit deiner ganz speziellen, einzigartigen MS zu schaffen. Dabei geht es also nicht um die Dinge, die mir geholfen haben oder eben nicht, sondern es geht darum, dass du deine Möglichkeiten kennenlernst. Dass du mit Geduld, Selbstfürsorge und Verständnis den Rahmen steckst, in dem du dich sicher und selbstbewusst bewegen kannst.

Es wird uns Menschen mit MS nicht leicht gemacht, selbstbestimmt mit der Krankheit durchs Leben zu gehen. In der Gesellschaft und auch bei Ärzten und in den Medien herrscht viel Panikmache. Oftmals geht es dort um genau ein Gesicht unter tausend: um den Menschen, der an MS leidet und im Rollstuhl sitzt. Dass dieser Fall nur auf eine kleine Prozentzahl der MS-Erkrankten zutrifft, wird häufig gar nicht erwähnt. Das mag erklären, warum wir in ein so bodenlos scheinendes, schwarzes Loch stürzen, wenn wir die Diagnose MS oder den Verdacht auf MS gestellt bekommen. Die Angst vor Behinderung und Siechtum macht sich breit wie eine dunkle Wolke, die nicht mehr abziehen mag. Alles wird in Frage gestellt: die eigenen Träume, die Arbeit, ja, das ganze Bild, das man immer von sich hatte. Denn ist man mit MS noch derselbe Mensch?

Ja und nein. Natürlich bist du immer du. Auch mit MS. Die MS definiert also nicht komplett neu, wer du bist. Es gibt aber Menschen, die diesen Weg wählen. Dann ist die MS an aller Misere, an allem Leid, aber auch an jeder Kleinigkeit Schuld. Da werden Mauern gebaut, wo Brücken stehen sollten. Sie kapseln sich ab, eine Depression ist vorprogrammiert – und diese steht Studien zufolge wahrscheinlich im Zusammenhang mit einer Verschlechterung der Krankheit. Ein Teufelskreis. Die gute Nachricht: Du hast die Wahl, ob du dich dieser Abwärtsspirale hingeben möchtest oder nicht. Es liegt an dir, und da du dir dieses Buch gekauft hast, gehe ich davon aus, dass du einen anderen Weg für dich vorsiehst. Dazu möchte ich dich beglückwünschen, auch wenn der Weg, der jetzt kommt, lang und auch mal steinig wird. Ich selbst habe drei, wenn nicht vier Jahre gebraucht, um mich auf meinen eigenen Weg zu machen. Einen Weg, auf dem ich unendlich viel über mich lerne – jeden Tag aufs Neue. Ein Weg, auf dem ich viel Nachsicht mit mir haben muss. Auf dem ich meine Dämonen mehr als einmal getroffen habe und ihnen immer wieder begegne. Ich habe gelernt, sie als Teil von mir anzusehen. Ich habe gelernt, meine Ängste und meine Sorgen mit Nachsicht zu betrachten.

Es ist ein unglaublich großer Schritt, wenn wir endlich verstehen, dass wir nicht perfekt sein müssen. Dass unsere Liebenswürdigkeit und Individualität nichts damit zu tun hat, ob wir noch genauso fit, schnell oder stark sind wie vor der Diagnose. Ich kenne viele Menschen mit MS, die die Krankheit als Weckruf verstanden haben und daraufhin ihr Leben komplett umkrempelten. Wie gesagt – natürlich kann das nicht jeder Mensch. Natürlich gibt es Menschen, die innerhalb weniger Monate zu einem Pflegefall werden. Das ist schrecklich, und es ist mir unbegreiflich, warum bei so viel Forschung immer noch kein Heilmittel gefunden wurde. Auch sind die Therapiemöglichkeiten für Menschen mit PPMS oder SPMS meines Erachtens nach noch viel zu begrenzt. Es ist also durchaus verständlich, dass Menschen mit diesen Verläufen sich fallengelassen und verzweifelt fühlen. Ich hoffe inständig, dass bald eine Heilung, eine Prävention oder ein wirklich wirksames Medikament für Menschen mit diesen schweren Verläufen gefunden wird.

> **!**
>
> Es ist ein unglaublich großer Schritt, wenn wir endlich verstehen, dass wir nicht perfekt sein müssen.

Für Menschen, die die schubförmige MS haben, gibt es zahlreiche Medikamente – und die vielen kleinen Dinge, die du selbst in deinem Alltag tun kannst, um dich, deine MS und deine Grenzen besser kennenzulernen. Man wird dir vermutlich nicht erzählen, dass es durchaus Studien gibt, die die Wichtigkeit einer antientzündlichen, kohlenhydrat- und fleischarmen Ernährung bei MS belegen. Auch wirst du sicherlich nicht gebeten, dich begleitend um eine Psychotherapie zu kümmern oder Wege der Stressreduktion zu erlernen. Es liegt also an dir, das zu tun.

Wenn die Diagnose MS ins Haus rauscht, wollen wir vor allem eines: einfach weitermachen wie zuvor. Wir wollen von der Krankheit am liebsten gar nichts wissen, wollen nicht, dass sich unser Alltag wegen ihr verändert oder dass wir überhaupt an sie erinnert werden. Auch ich habe damals lange versucht, einfach weiterzumachen wie vorher, mit dem Resultat, dass es mir nach drei Jahren mit MS körperlich und auch mental sehr schlecht ging. Denn ich maß mich immer noch mit den unglaublich hohen Maßstäben, die ich seit meiner Kindheit an mich legte. Ich wollte immer noch alles schneller, doller und besser machen. Mein Körper zeigte mir jedoch schnell, dass ich, wenn ich so weitermachen würde, meine MS nur unnötig befeuern würde. Ich bekam große Angst: Bin ich am Ende selbst schuld an meiner MS?

Was MS auslöst, ist noch nicht sicher. Aber ich gehe davon aus, dass irgendetwas in der Art, wie wir vor der Diagnose unser Leben gelebt haben, unser Immunsystem fehlgesteuert hat. Diesem Gedankengang folgend liegt es für mich nahe, dass es im Großen und Ganzen weniger ratsam ist, genauso weiterzumachen wie bisher. Deswegen möchte ich dir diesen einen letzten Rat mitgeben: Lass dich auf den unbequemen, aber unendlich wichtigen Weg ein, dein Leben und deinen Umgang mit dir selbst zu verändern.

Natürlich musst du diesen Weg nicht sofort in Angriff nehmen. Eine Zeit des Grolls, der Trauer, der Wut, der Hilflosigkeit gehört wie bei jedem Schicksalsschlag zu einem gesunden Verarbeitungsprozess dazu.

Doch ein Körper erkrankt nicht ohne Grund und aus heiterem Himmel. Und eine Krankheit ist nicht nur ein Stein im Weg und das Ende aller Freude, sie kann auch ein Wachstumsimpuls sein. Wenn du sie dazu machst. Die einfache Option ist es sicherlich, das Schicksal (oder wen auch immer) zu beschuldigen, den Kopf in den Sand zu stecken und verbittert zu sein. Doch es gibt immer mehr Menschen, die die Chancen in ihrer Krankheit erkennen. Das erfordert Mut und auch Geduld, denn Rituale und Handlungsstrukturen, die wir über Jahrzehnte erlernt haben, lassen sich nicht leicht abschütteln. Denkmuster müssen durchbrochen und Ziele manchmal umformuliert werden. Vielleicht wird es Dinge geben, die du nun nicht mehr machen kannst. Vielleicht gehörst du aber auch zu den Menschen, die jetzt erst mit all den wunderbaren Dingen anfangen, die das Leben zu bieten hat.

Mit der Bereitschaft, für deinen Weg Verantwortung zu übernehmen, wirst du der Akzeptanz der MS sehr viel näherkommen. Es ist dein Leben, und du bist die Person, die selbst entscheidet, wo es langgeht. Ab nun hat die MS auch ein Wort mitzureden, sie wird dir mal ins Ohr flüstern, mal mit einem Hammer über den Kopf hauen. Lerne, deine MS zu lesen, deine Symptome als Warnzeichen zu verstehen und dich dafür nicht selbst zu hassen. Es gibt keinen Grund für Selbsthass. Es gibt keinen Grund, deinem Körper böse zu sein.

> **!**
>
> Mit der Bereitschaft, für deinen Weg Verantwortung zu übernehmen, wirst du der Akzeptanz der MS sehr viel näherkommen.

Der Gedanke, dass mein Körper nun gegen meinen Geist kämpft, ist auch mir nicht fremd. Gerade zu Anfang meiner Krankheit hatte ich das Gefühl, mein Körper sei eine tickende Zeitbombe, die jederzeit bereit dazu ist, mich in die Luft fliegen zu lassen. Doch du bist dein Körper. Du existierst ja nicht unabhängig von ihm! Es ist also deine Aufgabe, dich langsam an einen Status quo heranzutasten, in dem du und dein Körper nicht gegeneinander, sondern miteinander kämpfen!

Kämpfen ist dabei ein gutes Stichwort, denn viele Menschen mit MS sind der Meinung, permanent kämpfen zu müssen: gegen die MS, gegen die Symptome, gegen die Müdigkeit. Gegen sich selbst. Das Problem: Wenn wir konstant gegen uns kämpfen, können wir nur verlieren. Ich lade dich also dazu ein, die Waffen gegen dich selbst niederzulegen und dir mit mehr Nachsicht und Verständnis zu begegnen. Perfektionismus wird dir dabei nur im Wege stehen. Es ist aber möglich, ihn durch regelmäßige Psychotherapie oder anderweitige Arbeit an dir selbst abzuschütteln oder zumindest phasenweise aus deinem Leben gehen zu lassen.

Ein selbstbestimmter Umgang mit MS kann dann entstehen, wenn du dich dazu entscheidest, Verantwortung zu übernehmen – für deine Therapie, deine Gesundheit und dein Seelenleben. Ich wünsche dir von Herzen auf diesem Weg alles Gute!

Deine

Samira
Mousa

ANHANG

Wichtige Adressen

Bei etwa 240.000 MS-Betroffenen in Deutschland hat sich im Laufe der Zeit ein großes Netzwerk an Vereinen und Gruppen gebildet. Diese Vereine sind oft die erste Anlaufstelle für Menschen mit MS und deren Angehörige, da sie nicht nur Informationen und Veranstaltungen anbieten, sondern mit ihrer jahrelangen Erfahrung auch einen Austausch auf emotionaler Ebene anbieten und Kontakte zu anderen Patienten herstellen können. Einige der wichtigsten Adressen und Ansprechpartner möchte ich dir im Folgenden vorstellen.

DMSG – Deutsche Multiple Sklerose Gesellschaft Bundesverband e.V.

www.dmsg.de
Die DMSG wurde 1952 gegründet. Sie ist ein Zusammenschluss medizinischer Fachleute und steht nach eigenen Angaben „auf den vier Säulen Fachgesellschaft, Dienstleister, Selbsthilfeorganisation und Interessenvertretung".

In jedem Bundesland und vielen größeren Städten gibt es eine eigene Niederlassung der DMSG. Hier findest du eine wahre Flut an Informationen, Kursen, Veranstaltungen und weiterführenden Adressen. Du kannst dich auch individuell beraten lassen. Über die jeweilige DMSG-Vertretung des eigenen Bundeslandes kannst du dir Informationen zu Selbsthilfegruppen in deiner Nähe heraussuchen lassen. Du findest das Verzeichnis der DMSG-Vertretungen unter www.dmsg.de/dmsg-bundesverband/landesverbaende.

Bei der DMSG arbeiten viele Ehrenamtliche, von denen viele selbst MS haben oder diese Krankheit aus ihrem unmittelbaren privaten Umfeld kennen. Das macht in meinen Augen einen großen Unterschied aus, denn hier wird einem auf Augenhöhe begegnet: Ein Mensch, der selbst MS hat, kann dich auf einer ganz anderen Ebene beraten und verstehen.

Zudem vertritt die DMSG die Interessen von MS-Patienten, finanziert Forschungsprojekte zur Heilung und Ursache von MS und vertritt MS-Betroffene vor Behörden und dem Gesetzgeber.

Zum Welt-MS-Tag, der jährlich am 30. Mai stattfindet, planen viele DMSG-Landesgruppen zahlreiche Events rund um das Leben mit MS. Es lohnt sich, regelmäßig die Website zu besuchen. Einige DMSG-Verbände haben auch einen Facebook- oder Instagram-Account.

AMSEL e.V. – Aktion Multiple Sklerose Erkrankter Landesverband Baden-Württemberg der DMSG

www.amsel.de

Auch die AMSEL bietet als gut aufgestellter Landesverband der DMSG breit gefächerte Unterstützungen für Menschen mit MS an. Deswegen soll sie hier separat Erwähnung finden. Besonders die Integration von MS-Erkrankten im gesellschaftlichen Alltag, die Aufklärung der Öffentlichkeit und die individuelle Beratung zum Leben mit MS stehen im Vordergrund.

Ein prall gefüllter Veranstaltungskalender motiviert, den Alltag mit MS proaktiv zu leben, sich zu informieren und zu vernetzen. Im Downloadbereich stehen kostenfrei viele Broschüren und Informationen bereit.

Wie die DMSG erhält auch die AMSEL Gelder aus der Pharmaindustrie. Ich möchte das nicht bewerten, sondern lediglich darauf hinweisen.

MS-Ambulanzen und Kliniken mit MS Schwerpunkt

www.dmsg.de/service/kliniken-praxen/klinikverzeichnis

Einen eher medizinischen Schwerpunkt, aber durchaus auch Hilfe für den Alltag erhält man in Klinken mit MS-Schwerpunkt und in MS-Ambulanzen. Hier werden die aktuellen wissenschaftlichen Standards bei der Behandlung der MS eingesetzt. Über den Link findest du ein Verzeichnis aller durch die DMSG anerkannten Kliniken und Praxen mit MS-Schwerpunkt. Diese sind u. a. barrierefrei und folgen einer auf Leitlinien gestützten Behandlung. Das Personal und die Ärzte dort sind auf die Behandlung von MS spezialisiert.

Websites von Arzneimittelherstellern

Es gibt eine Vielzahl von Websites, die durchaus gute Inhalte liefern und zahlreiche Informationen für einen selbstbestimmten, aktiven Alltag mit MS bieten. Bei einem Blick auf den Fuß der Website, spätestens aber im Impressum wird ersichtlich, dass die aufgerufene Website von einem großen Pharmakonzern betrieben wird. Wieder möchte ich hier keine Wertung vornehmen. Die Websites sind oft sehr modern und ansprechend gestaltet, die Inhalte sind redaktionell betreut und bieten umfassende Informationen an. Oftmals kannst du dort auch kostenfrei Patientenmagazine oder Broschüren bestellen.

Blogs

Ich bin selbst Bloggerin, und so darf in diesem Buch natürlich die Erwähnung meiner wunderbaren Kollegen und Kolleginnen nicht fehlen, die ehrenamtlich und mit viel Hingabe ihre eigene Geschichte im Internet teilen und Informationen zur Verfügung stellen, um zu motivieren und Mut zu machen. Sie schließen die Lücke, in die so viele Menschen fallen, nachdem sie die Arztpraxis mit der Diagnose MS verlassen. Sie bieten Austausch und Rat, oft fast 24 Stunden am Tag, und leisten einen sehr wertvollen Beitrag für die Gesellschaft. Ich möchte mich an dieser Stelle von Herzen für die Arbeit und den Mut bedanken, den es kostet, so offen mit der eigenen Erkrankung umzugehen und anderen Menschen eine Stütze zu sein!

Heike Führ

www.multiple-arts.com
Heike ist eine der bekanntesten deutschen MS-Bloggerinnen. Sie war bereits in zahlreichen TV-Shows zu sehen, hat viele Bücher auf Amazon veröffentlicht und begegnet ihrer MS mit einer erfrischenden, humorvollen Art, die oft dennoch zum Nachdenken anregt. Sie betreibt einen Blog, einen Facebook-Account und einen Account auf Instagram.

Lara Kristin

www.youtube.com, Suchbegriff „Lara Kristin"
Lara und mich eint nicht nur das in etwa selbe Alter, wir sind auch beide als digitale Nomadinnen unterwegs und lieben das Reisen und ein Leben voller Abenteuer. Über genau dieses Leben, die Herausforderungen, die Sonnen- und die Schattenseiten im Leben mit MS berichtet Lara auf ihrem YouTube-Account und auf Instagram. Sie ist dabei schonungslos ehrlich und nimmt kein Blatt vor den Mund, zeigt sich verletzlich und in dieser Verletzlichkeit unglaublich nahbar und mutig.

Deine Christine

www.deinechristine.de
„Mein altes, neues Leben mit MS" – so lautet der Slogan auf Christines Blog. Christine sitzt im Rollstuhl, und dennoch muss die MS mit ihr leben – und nicht sie mit der Krankheit. Denn Christine lässt sich ganz bestimmt nicht unterkriegen, arbeitet als Rollstuhlmodel, bleibt mit Reha und Training aktiv und verliert dabei nie ihren Humor. Auf ihrem Blog berichtet sie über ganz praktische Dinge wie die Möglichkeiten der Kostenerstattung durch die Krankenkasse, und von den Dingen, die ihren Alltag verschönern.

Mama Schulze

www.mamaschulze.de

Juliane Hubinger (oder einfach JuHu) ist nicht nur Bloggerin und Buchautorin – sie ist auch dreifache Mutter. Mit MS. Und einem Leben voller Trubel, mit Mann und Kindern und allem, was der Alltag einem so abverlangt. Da ist es manchmal gar nicht so leicht, den Kopf nicht zu verlieren. Von all dem berichtet sie auf ihrem Blog und in ihrem Buch (siehe unten).

Frauenpower trotz MS

www.frauenpowertrotzms.de

Caro spricht auf ihrem Blog offen über viele Themen, die mit der MS im Zusammenhang stehen, u. a. über das Uhthoff-Phänomen oder Depressionen. Ein starker Blog, der Mut macht und sich auch gezielt an eine ältere Generation von MS-Betroffenen richtet, ohne dabei die frisch Diagnostizierten auszuschließen. Caro betreibt auch einen Instagram-Account, auf dem sie einen Einblick in ihren Alltag gewährt. Es finden sich hier auch immer wieder leckere Rezepte, die gut in ein aktives Leben mit MS passen.

Es gibt noch viele weitere tolle Blogs und Instagram-Accounts, die hier zu erwähnen leider den Rahmen sprengen würde. Dennoch möchte ich dich dazu motivieren, dich auf die Suche im World Wide Web zu begeben, um dort genau den Blog zu finden, der dir aus der Seele spricht!

Bücher und Filme

In diesem Abschnitt möchte ich nicht nur Ratgeber empfehlen, die bei MS eine gute Hilfestellung bieten können. Vielmehr geht es mir darum, einige der Bücher vorzustellen, die mir dabei geholfen haben, mit der Krankheit besser zu leben, sie und mich besser zu verstehen und einen selbstbestimmten Umgang mit ihr zu finden.

George Jelinek, Multiple Sklerose überwinden. Das weltweit bewährte 7-Schritte-Programm für ein gesundes und aktives Leben

Unimedica 2018

Dieses Buch beschäftigt sich mit dem bereits im Punkt „Alternative Therapien" erwähnten OMS-Programm. Ein interessantes Buch, das viele leicht in den Alltag integrierbare Tipps gibt, um besser mit der MS zu leben.

Julia Hubinger, Alles wie immer – nichts wie sonst. Mein fast normales Leben mit multipler Sklerose

Eden Books 2017

Das bereits erwähnte Buch von JuHu ist eine Geschichte, die ihren ganz individu-

ellen Umgang mit der Krankheit be-
schreibt. Die dreifache Mutter lässt sich
nicht unterkriegen und zeigt dem Leser,
wie wichtig der Rückhalt in der Familie ist.

**Samira Mousa, Und morgen Santiago. Auf
dem Jakobsweg zu mehr Zuversicht und
Glück. Mit Multipler Sklerose**
Amazon 2018
Natürlich dürfen an dieser Stelle auch mei-
ne Bücher nicht fehlen. In „Und morgen
Santiago" nehme ich dich mit auf 600 Kilo-
meter zu Fuß auf dem Jakobsweg – mit MS.
Ich schildere die körperliche Herausforde-
rung, aber auch, wie das Wandern mir neue
Perspektiven aufzeigte und wie wir es schaf-
fen, trotz MS über uns hinauszuwachsen.

**Samira Mousa, Und morgen die Welt. Wie
ich einen Schicksalsschlag in das größte
Abenteuer meines Lebens verwandelte**
Eden Books 2019
Um meine fast einjährige Weltreise im An-
schluss an den Jakobsweg dreht sich dieses
Buch. Einmal um den Globus, mit Laptop
und Hoffnungen im Gepäck – und einem
Berg an Medikamenten. Die Reise mit der
Krankheit als Abenteuer, als Lebenstraum,
als Selbstfindung wird hier thematisiert.
Ich gebe weiter, warum es manchmal das
Stärkste ist, umzukehren, und warum wir
uns nicht überall auf der Welt zu Hause
fühlen müssen.

Sabine Marina, Kleine graue Wolke
Filmdokumentation 2015
Neben ihrem gleichnamigen Blog hat Sa-
bine auch diese berührende, eingängige
Dokumentation produziert. Auf ihrer
Website kann die DVD gekauft werden.
Der Film zeigt nicht nur die Angst und
Unsicherheit, die mit der Diagnose ein-
hergeht, sondern gibt auch Mut und Hoff-
nung, einen eigenen, selbstbestimmte
Umgang mit der Krankheit zu finden.

Krisentelefon

Ich möchte dich an dieser Stelle auch dazu
ermutigen, dich im Ernstfall an einen Kri-
sendienst zu wenden bzw. bei einem Kri-
sentelefon anzurufen. Diese Rufnummern
sind meist 24 Stunden am Tag besetzt, und
du findest hier ein offenes Ohr, wenn du
akut Hilfe brauchst. Du kannst dort anonym und teilweise auch kostenfrei anru-
fen, wenn du einfach mal jemanden zum
Reden brauchst.

Es gibt zahlreiche lokale Krisentelefon-
nummern, die sich in einer Internetsuche
leicht recherchieren lassen. Erste Anlaufstelle kann für dich die Deutsche Telefon-
seelsorge sein, die du unter folgenden
Nummern erreichst:
0800/1110111 oder 0800/1110222
(gebührenfrei)

Vom Hasenfuß zum Mutmacher

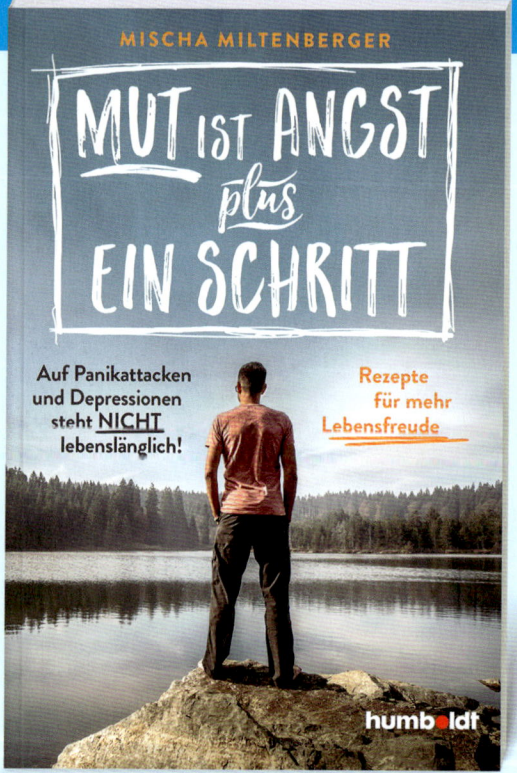

- Ein Mutmachbuch für alle, die genug davon haben, sich von ihren Ängsten ausbremsen zu lassen

- Ein schonungslos ehrlicher und mit viel Humor erzählter Selbsterfahrungs-bericht

- Mit erfolgreichen Rezepten zur Heilung statt endloser Therapien

Mischa Miltenberger

Mut ist Angst plus ein Schritt

184 Seiten
14,5 x 21,5 cm, Softcover
ISBN 978-3-86910-683-0
€ 19,99 [D] · € 20,60 [A]

Der Ratgeber ist auch als eBook erhältlich.

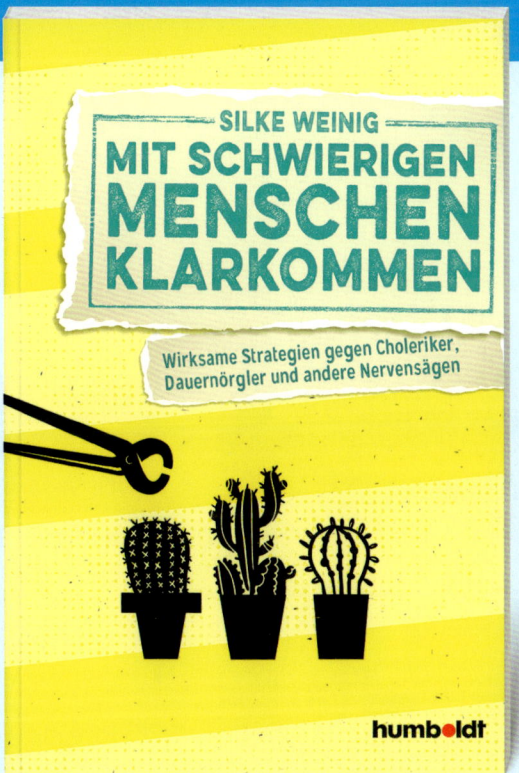

Die Heilung wächst vor der Haustür

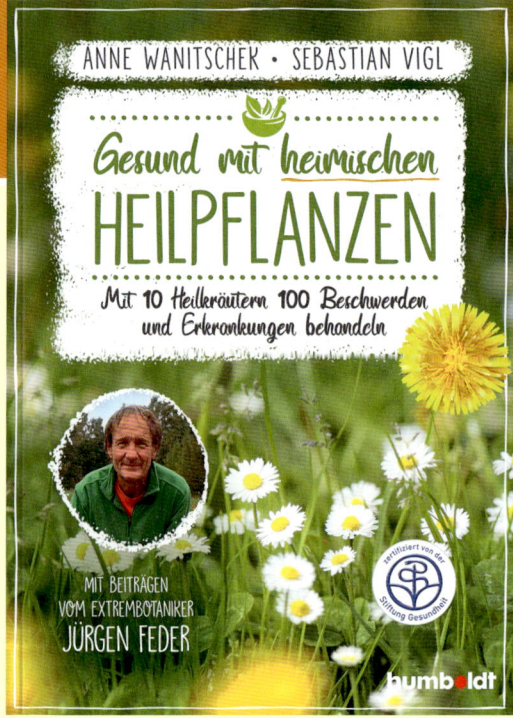

Anne Wanitschek · Sebastian Vigl

Gesund mit heimischen Heilpflanzen

- Für die natürliche Hausapotheke: mit Tipps zum Finden, Sammeln und Weiterverarbeiten

- Lebendige Pflanzenporträts: 10 heimische Heilkräuter, die bei 100 Beschwerden und Erkrankungen helfen

- Mit Beiträgen von Jürgen Feder, Deutschlands bekanntestem Pflanzenexperten

- Die Autoren sind Heilpflanzenexperten mit jahrelanger Erfahrung

240 Seiten
15,5 x 21,0 cm, Softcover
ISBN 978-3-86910-067-8
€ 19,99 [D] · € 20,60 [A]

Dieser Ratgeber ist auch als eBook erhältlich.

Stand 2019. Änderungen vorbehalten.

Effektives Selbsthilfe-Programm gegen Lipödem!

Lia Lindmann
Leichter leben mit Lipödem

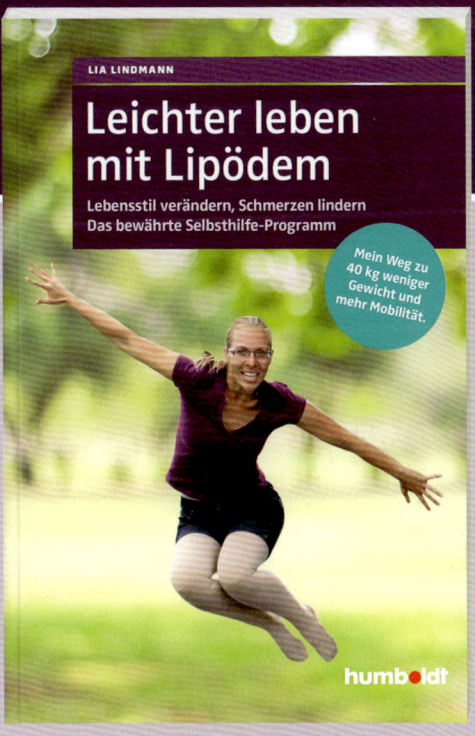

- **Geballtes Expertenwissen:** unter Mitwirkung von Physiotherapeutinnen, Sanitätshäusern, Ärztinnen, Sport- und Ernährungsberaterinnen
- **Erfahrungsbericht und Mutmach-Buch** mit über 200 Tipps und Maßnahmen für mehr Wohlbefinden und Lebensqualität

224 Seiten
14,5 x 21,5 cm, Softcover
ISBN 978-3-8426-2941-7
€ 19,99 [D] · € 20,60 [A]

Dieser Ratgeber ist auch als eBook erhältlich.

Weitere Bücher zu Gesundheitsthemen:
www.humboldt.de

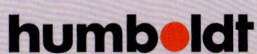

Bibliografische Information der Deutschen Nationalbibliothek
Die Deutsche Nationalbibliothek verzeichnet diese Publikation in der
deutschen Nationalbibliografie; detaillierte bibliografische Daten sind im
Internet über http://dnb.ddb.de/ abrufbar.

ISBN 978-3-8426-2923-3 (Print)
ISBN 978-3-8426-2924-0 (PDF)
ISBN 978-3-8426-2925-7 (EPUB)

Fotos:
Titelmotiv: goodbyproduction, Erik Schütz, Berlin
goodbyproduction, Erik Schütz: 1, 2, 5, 6, 8/9, 23, 46/47, 96/97, 114/115,
116/117, 160
stock.adobe.com: Syda Productions: 26; laplateresca: 33; Alila Medical
Images: 36; logo3in1: 42; Pixel-Shot: 54; Dmitry Ersler: 73; auryndrikson:
78; Paul Klimek: 83; iMarzi: 99; superfood: 103; AlexKaplun: 109; Studio
KIVI: 131

© 2020 humboldt
Eine Marke der Schlüterschen Verlagsgesellschaft mbH & Co. KG
Hans-Böckler-Allee 7, 30173 Hannover
www.humboldt.de
www.schluetersche.de

Aus Gründen der Lesbarkeit wurde im Text die männliche Form gewählt,
nichtsdestoweniger beziehen sich die Angaben auf Angehörige beider
Geschlechter sowie auf Menschen, die sich keinem Geschlecht zugehörig
fühlen.

Autorin und Verlag haben dieses Buch sorgfältig erstellt und geprüft.
Für eventuelle Fehler kann dennoch keine Gewähr übernommen werden.
Weder die Autorin noch der Verlag können für eventuelle Nachteile oder
Schäden, die aus den im Buch vorgestellten Behandlungsmöglichkeiten
und praktischen Hinweisen resultieren, eine Haftung übernehmen.

Lektorat: Linda Strehl, München
Layout: Groothuis, Lohfert, Consorten, Hamburg
Covergestaltung: Zero, München
Satz: Die Feder, Konzeption vor dem Druck GmbH, Wetzlar
Druck und Bindung: Gutenberg Beuys Feindruckerei GmbH, Langenhagen